U0059157

葉至誠 著

社區長照‧社會共照
長照2.0在二水的實踐

序　言

　　隨著高齡化現象日益明顯，社會大眾普遍有建立一個「長者安居樂齡的生活」的期待。二〇一六年四月二十日在中華民國社區發展協會的邀請下，實踐大學謝孟雄董事長、林澄枝資政、衛福部彰化醫院謝文淮院長及敏惠醫專葉至誠校長等學者專家，共同倡議「社區長照示範中心的設置與推展」。以落實政府於二〇一五年五月十五日通過「長期照顧服務法」的立法工作，期盼展開高齡者關懷照護作為。結合實踐大學家政中心、二水鄉公所、彰化醫院、二水衛生所、中華民國社區發展協會與敏惠醫專等於二水鄉落實該構想，體現於促進老人的生理健康、心理快樂，使老人享受健康快樂的生活。

　　一九七二年十二月二十六日，謝前副總統東閔先生秉著飲水思源、為造福桑梓、提高鄉親生活品質，推展倫理教育、強化家庭功能、以加速達成禮儀之鄉，將二水故居捐給實踐大學，設立家政推廣教育中心。實踐大學二水家政教育中心，默默耕耘積極推展「小康計畫」、「媽媽教室」、「社區營造」卓然有成，深值得借鑑。近半世紀以來，該中心秉持「時時有行動，處處有感動」散播社教之美，用真誠的心，以社會教育的精神，落實「建設小康社會，人人安居樂業」，提升社會的善良風氣與生活品質的提升。近年來，盱衡高齡趨勢成為人口結構的軸心，爰，積極朝向「長青學苑」、「樂齡學習」，乃至於建置「社區長照示範中心」的創新作為，形成社區高齡關懷照護工作的極佳範例。

「社區長照示範中心」強調「社區照顧」（community care）的方式，「社區照顧」源於一九五〇年代的英國，Walker（1982）認為「社區照顧是經由親戚、朋友、鄰居與志工等非正式服務網絡，加上正式的社會服務機構來共同照顧弱勢族群」。Bayley（1973）則認為社區照顧有三個理念，「在社區內照顧」（care in the community），「由社區來照顧」（care by the community），以及由政府、專業者與社區合力照顧弱勢族群（care with the community）。

「社區長照示範中心」就是指把健康及照護的資源和社區的資源，透過社會服務的橋樑有機地聯繫起來，並經由專業工作的理念和方法，把這些資源輸送至有需要者，從而推動健康及社區相關層面的協調和更好地發展的專業活動。藉由社區自發性或組織性的運作過程而凝聚共識，及建構衛生保健施政的多元化基礎網絡，激發民眾產生自主、自發的參與動力，以由下而上的方式，對於自身所處的社區環境與健康問題能夠進行分析並願意共同參與，共同建立健康生活的支持環境，實踐健康的行為；透過民眾自身社區參與的體驗，強化社區健康促進與長者照護能力，共同營造守護社區民眾健康的生活環境。

中華民國社區發展協會多年來著力於「多用保健──少用健保」的倡議及作為，經由系列健康促進活動的參與，著重平日保健、教育工作，以期減少醫療需求，亦可發揮健康促進及安居樂業的效益，增進身體健康及生活品質，藉由社區互助的方式，共同打造健康、安養社區，以為安身立命。隨著社會變遷，中華民國社區發展協會與長照人才品管學會參酌世界衛生組織（WHO）在「活躍老化：政策架構」報告書中，將健康（health）、社會參與

（participation）和安全（security）為活躍老化政策架構的三大支柱，積極推展「社區長照示範中心」，強調的是一個結合「醫護、安養、學習」的社區生活，推展的過程不僅深入了解民眾需求及社區資源，並且把握理論與實踐的相互關係，既能系統地梳理長期照顧的脈絡和現實環境，也能深入地認識長期照顧的各種理念、理論、價值觀、實務模式和方法技巧等，建構一個能根據社會情境、歷史分析，整合地思考長者照顧的介入模式。以長期維持活絡的身心機能、樂活養生、過著身心愉悅的老年生活，創造生命的另一個高峰，成就高齡者人生重要的課題。

「社區長照示範中心」是提供給老人一個有尊嚴、自主和選擇的生活環境，是老人安養的主要方式，社區長期照護被視為是實現該目標的主要模式。著眼長者的健康生活可以透過社區過程去加以營造，健康生活社區化的理念，是強調要增進國民運動健身的觀念，並期望可激發民眾對健康的關心與認知，自發性地參與或結合衛生醫療專業性團體，以期達到長者健康促進及社區安老。

一個社區化的照護服務體系，具有可進性、多元性，又提供連貫性的服務，受照護者才能享有人性化且高品質的專業服務。社區長期照護的發展，是從「機構照護」到「在社區照護」再到「由社區照護」。人類壽命的延長，事實上是人類追求的目標。個體生活的目的，不外追求活得久及過得好。生命期的向後推移，人口的老化，正是人類追求生命意義的實現，它是一種人類生活目標的體現，也是一種成就的標準。人口老化是一種正面的轉型，是現代社會的追求方向。「社區長期照護示範中心」的推展期盼能達到：「多用保健，少用健保」，「社區安養，安身立命」，「全人照顧，安老敬老」等願景。

　　「社區長照示範中心」彰顯的是中華民國社區發展協會服務桑梓的宗旨。本書的完成感謝秀威數位出版公司的玉成，方能付梓呈現。知識分子常以「金石之業」、「擲地有聲」，以形容對論著的期許，本書距離該目標不知凡幾。唯因忝列杏壇，雖自忖所學有限，腹笥甚儉，然常以先進師長之著作等身，為效尤的典範，乃不辭揣陋，敝帚呈現，尚祈教育先進及諸讀者不吝賜正。

葉至誠　謹序

二○二○年六月十二日

目　次

第一篇
規劃構想

第一章　社區長照的創新作為

壹、建構老有所安的社會

　　臺灣於二〇一八年已達「高齡社會」，其中失能及認知症長者人數也近百萬；並將在二〇二五年達到「超高齡社會」，即廿％人口超過六十五歲。公共衛生、醫療科技的進步及推行，導致壽命不斷延長，加以少子女化，高齡人口比率上升快速，高齡趨勢所導引的健康促進、安養照護議題，深受矚目。高齡現象不僅在臺灣，大陸也正急起直追，甚且有「未富先老」的疑慮。

　　爰此，二〇一六年四月二十日在中華民國社區發展協會的邀請下，實踐大學謝孟雄董事長、林澄枝資政、衛福部彰化醫院謝文淮院長及敏惠醫專葉至誠校長等學者專家，共同倡議「社區長照示範中心的設置與推展」。在規劃座談會中參酌臺灣社區實況，著重「發揮特長，攜手合作」的原則，充分結合：實踐大學、彰化醫院及敏惠醫護專校、二水鄉公所、二水衛生所等單位的特質，齊心聚力共同打造「二水社區長照示範中心」，除多項創新規劃，並且在結合社區人士的共同努力下逐一將藍圖實踐為社區建設，為期待能讓老人過著有尊嚴、自主和選擇的「在地老化」，社區長期照護示範中心的作為，將朝向：

　　第一，發展多層級的照顧模式；

　　第二，奠基於公民權利的理念；

　　第三，建立明確的政策為指南；

第四，設計一套照顧服務標準；

第五，統整社區資源發揮效能；

第六，建構資源網絡擴大服務；

第七，引進社區照顧管理機制；

第八，擴大照顧人力資源體系。

並徐圖推展至各社區，善盡社會責任，成為迎接高齡社會中，長者得以安身立命，民眾得以安居樂業的體現，以達成「老有所養」的社區，「老有所安」的社會。

貳、社區長期照護的推動

「社區長照示範中心」的推動不僅需參採學理、借鏡先進，並且需要呼應民眾期待，盱衡當地環境特質。考量彰化縣二水鄉人口數為一萬五千餘人，老年人口就逾三千二百人，比例高達百分之二十二，全鄉醫療資源為八家診所，二家藥局。城鄉差距大，醫療資源更是分布不均，在此醫療資源分布不平衡的狀態下，導致健康落差明顯。因此，如何縮短偏鄉長者健康落差的情況，採取「醫療、安養、教育」相融合，以社區為單元的安養照護模式。經進行了相關的探索及分工規畫如表1-1：

表1-1　社區長期照護示範中心的推展規劃

機構	推展事項
家政中心	健康學苑，志工延攬，共學共生。
彰化醫院	巡迴醫療，照護系統，復健服務。
敏惠醫專	專業培訓，青年參與，境外推廣。
長照學會	照護系統，人才分級，人力供給。

（資料來源：作者整理）

13

參、建立醫養教合一社區

一、以家政中心推動長者教育

　　哈佛大學的研究發現，健康快樂最重要的因子是有良好的社會互動與支持。然而臺灣與其他高度老化社會的共同現象是「孤獨」，由於少子化及都市高度流動，「獨居」成為普遍現象，孤獨對個人身心健康傷害極大。英國面對九百萬孤獨者，特別設立孤獨大臣，以因應孤獨者的困境。

　　實踐大學家政中心的設置與推展係源於前副總統謝東閔回饋地方，於擔任臺灣省政府主席任內推動小康計畫──媽媽教室專業培訓中心，及謝孟雄董事長因兼理中華民國社區發展協會理事長依地區特色，發展出屬於自己社區的高齡友善機構，目的是希望老年人活得健康、快樂。設立二水家政中心，經營近半世紀，隨著社會趨於高齡，則進一步結合敏惠醫專及彰化醫院進行對長者健康促進、預防醫學的專業課程，成為彰化縣東南角偏鄉長輩活到老、學到老的好處所，仿照北歐國家，推動志願服務，請社區健康長者服務亞健康、失能長者，建立以社區為基礎的互助社會。

二、以日照中心落實長者安養

　　走向高齡化與少子女社會，社會更需要不同類型長照機構來支持家庭，身障團體與長照機構是否能讓社區民眾接納，是刻不容緩的議題；彰化醫院與二水鄉公所利用二水零售市場二樓閒置空間改造的老人日間照顧中心，彰化醫院在實踐大學附設二水家政中心設立「二水健康加油站」，在服務長者的過程中發現，社區中大部分

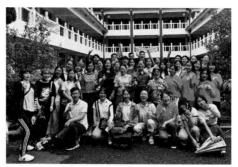

圖1-1　安徽高校師生參訪二水家政中心，受到
羅素卿主任熱情的接待。

都是年輕人外出就業、就學，白天僅剩兩老獨居家中，由健康狀況
稍佳者照顧狀況較差者，除常有「照顧者」因身心俱疲，而結束被
照顧的親人生命的悲慘事件外，突顯了日照中心的需求。

　　二水日間照顧中心軟硬體設備齊全，卡拉OK視聽區、健康促
進區、工作坊、餐廳、廚房、多功能活動區、獨立休息室、芳療
室、各式宗教祈禱室、體適能訓練機等等。中心另一個特別之處是
芳香治療室，彰化醫院和敏惠護專合作，由該校的學生在此幫老人
家進行芳香療法，在舒緩的燈光、蟲鳴鳥叫的樂音中，學生幫長者
芳香按摩，老人家舒服地躺在椅子上放鬆休息。

　　中心設置體適能健身機組以液壓設計，強調安全舒適，讓長
者可以從簡單的律動中，增強不同部位的體能和耐力，達到延緩長
者老化退化的功能，而且不只來這裡的長者可用，也開放社區的長
者體驗。月費僅收六千元，中低收入弱勢家庭另外有補助。彰化醫
院為進一步服務鄉親，除設置日照中心，並進一步拓展職能治療中
心、失智長輩關懷據點。運用醫護專業服務，往復健方向規劃，增
強功能，讓日照中心再進化，資源更充裕，成為好鄰居。

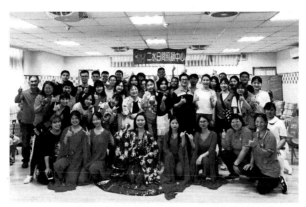

圖1-2　大陸與臺灣師生攜手共同參訪二水日照中心，進行社區志工服務，開展「青銀共學」，讓長者留下深刻而美好印象。

三、以衛生所推行長者醫療

　　衛生所是提供民眾健康醫療的第一線據點，以前服務重點為幼兒疫苗接種。因此，在設施設備及服務動線等設計上都以婦幼為主，如今為了因應銀髮浪潮所帶來的健康議題，衛生所業務有相當的創新。衛福部健保署從二〇一六年起推動居家醫療，鼓勵醫師前往行動不便但有醫療需求的民眾家中看診，全台已有二千餘家醫療院所參與這項服務，不必再因為行動不便的患者就醫，勞師動眾搬動病人。醫師到行動不便的患者家中看診，不僅有額外看診津貼，看到患者狀況越來越好，也能從中獲得成就感，民眾只要是失能或因疾病不便外出就醫，住在家中且有明確就醫需求，都可以聯絡衛生所，醫療團隊到家看診，也有專人送藥到家。衛生所將居家醫療作為健保政策一大重點，盼協助長照二.〇推展更順利。

　　在社區以衛生所為據點，在衛生所放置健身房的器具，並結合醫療團隊專業評估，透過專業體適能的指導，打造在地社區的「不

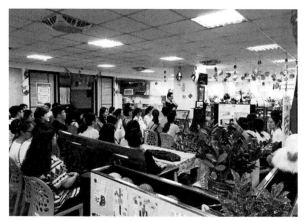

圖1-3　二水日照中心陳建中主任進行簡報，說明日照中心的規劃及推動歷程。

老健身房」，因應高齡化社會，因此現在推動衰弱與失能的健康促進，除了顧健康，也要顧力氣，讓長者即使年老也能自我照顧。

　　不老健身房將針對六十歲以上社區民眾，長輩在不老健身房健身，可以就近到衛生所接受醫師的體適能評估後，醫師會依個人狀況開立運動處方，在衛生所就可以直接進行專業的運動指導。從體能檢測到體能訓練，給予一系列評估及訓練課程，增強長者肌力、預防衰弱及跌倒。目前被認為最有效減少跌倒機會的方法，就是規律的運動或保持動態的生活型態。

肆、長者安居樂齡的生活

　　隨著高齡化現象日益明顯，社會大眾普遍有建立一個「長者安居樂齡的生活」的期待。高齡社會所帶來的衝擊，「不是」只有今日，也非僅止於臺灣，是「人不分老少，地不分南北」。不單是現

在高齡者期待的安身立命，未來青壯年希望的安居樂業，無論是臺灣、大陸、世界，皆將躬逢其盛。推展「社區長照示範中心」是把握理論與實踐的相互關係，既能系統地梳理安養照護的脈絡和現實環境，也能深入地認識社區健康促進的各種理念、理論、價值觀、實務模式和方法技巧等。彰顯該中心設置的前瞻努力，同時，落實我們社會迎向高齡社會服務長者及桑梓的宗旨。

　　高齡社會，個人至少要面對五項挑戰：老身、老本、老居、老友及老伴等五老。今日長壽不難，但要活得健康快樂、活躍老化則不容易。不能僅靠社會保障，社區成為生活共同體，「社區長照示範中心」融入親老、尊老、無礙、安全、舒適、友善等元素。參與推動這項著有意義的人員與機構，本諸與人為善，助人為樂，積極攜手合作，共同應對，相互借鑑，彼此扶持，以期能持穩以對，以迎接美好、和諧的社會生活。

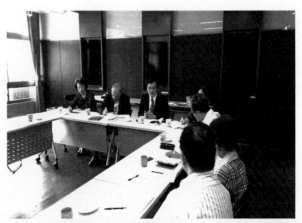

圖1-4　謝文淮院長為謝孟雄董事長、林澄枝資政等師長簡報推動社區長照示範中心構想。

第二章　社區創生規畫構想

壹、民生建設展現新頁

　　我國各地方社區，其極富特色的人文風采、地景地貌、產業歷史、工藝傳承均深藏內涵，政府為協助地方挖掘在地文化底蘊，形塑地方創生的產業策略，刻正推動「社區翻轉、地方創生」計畫，藉由盤點各地「地、產、人」的特色資源，以「創意、創新、創業、創生」的策略規劃，開拓深具特色的資源，引導優質人才專業服務，透過社區、產業與優秀人才的多元結合，帶動社區發展及生活品質的提升，使社區形塑不同以往的風華年代，展現民生建設。

　　借鑑日本社會因受到高齡化與少子化的衝擊，預估在二〇四〇年將有九百個鄉鎮消失，同時將造成傳統文化、歷史等重要資產，隨之消逝。為挽救這些「限界集落」之地，藉由地方創生，創造鄉鎮的發展機會，讓人口回流，進而達到振興地方民生經濟的目的。亦即，「激勵社區民生發展」的地方創生為核心目標，活絡社區生活，以便有宏觀且美好的發展願景。

　　彰化縣二水鄉公所積極結合社區民眾，善用資源推動社區建設，以落實民眾安居樂業，平安生活為宗旨。有鑑於二水自民國六十一年為響應時任臺灣省政府主席謝東閔先生推展「小康計畫」，實踐大學於二水設置「家政中心」，近半世紀以來，成果恢弘，社區建設堪為全省典範。

　　隨著時勢推移，前瞻發展需求，本諸地方創生精神，積極結合二水鄉公所、二水鄉農會、二水衛生所、衛福部彰化醫院、臺灣河原英雄之友會、南投牙技師公會、逢甲大學、實踐大學、中臺醫事科技大學、敏惠醫專等，產、官、學等多個單位，共同推展「社區長照示範中心」的作為。這項深具傳承及開創的規劃工作，於一〇八年四月二日假實踐大學二水家政中心召開，對整體工作進行熱烈討論，以期藉由：整合人力資源，盤點區域特色，媒合跨界合作，創生能量服務等策略，協助社區挖掘在地文化底蘊，形塑地方創生的發展策略所規劃的計畫，以為發揮「勇於創新，敢於實踐，止於至善。」的社區營造，社會建設工作。

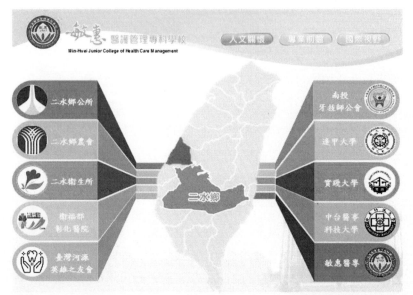

圖2-1　二水創生計畫結合產、官、學多個組織共建「社區長照示範中心」

貳、社區長期照護推動

　　地方創生（Placemaking）在於建構與培育人與所在環境的相互關係。通過廣泛且專注經營社區，打造地方的價值。例如：為因應人口高齡趨勢，日本、丹麥、瑞典都已經成功的推動以中學學區為單位的小規模「社區整體照顧服務計畫」。視各個社區條件、需求因地制宜，分階段發展到宅服務、社區老人廚房、日間托老、日間照顧、小規模多機能顧服務等彈性服務模式。這種「開放多元」服務的概念就是「服務到位、人力共用」，減輕照護員的負擔，家人也能得到喘息。爰此，期盼於二水鄉推動「社區長照示範中心」，以「產官學攜手，醫養教合一，十大建設，十全十美」，運用「地方發展樞紐（Local Hub）」的作為，與社區發展接軌：

　　一、**成立社區長照示範中心**：結合相關領域專業人才盤點照顧服務基盤，以實際需要被照顧人口總數，施以「居家式、社區式、機構式」服務，採取社區「共學、共耕、共食、共（生）產」方式，來奠定健康促進、長期照顧服務基礎。

　　二、**推展社區長照整合機制**：長照服務涉及醫療、復健、護理、藥事、保健、福利、教育等領域的通力合作；推動「長期綜合性照護」為照顧服務工作的要項，服務的選擇與提供應以尊重當事人「需求意願」為首要。

　　三、**設置照顧專業培力教室**：建構完整的社區支持系統，形成「照顧社區」，藉由培育民眾健康促進、長期照顧的專業能力，達到「自助、人助、共生、共好」導入社區、民

間、非營利組織資源。

四、**活化「應對型」日托服務**：對不同生活、認知失調老人，應依個別需求提供不同內容、方式的照顧服務；小規模、社區式長照模式為較易被接受、較易管理的服務方式，積極朝此方面進行媒合。

五、**鼓勵社區參與志工服務**：「健康促進」係講求預防認知失調、退化、疾病等問題的發生，鼓勵引導長者多參與社區性活動，引導健康老人照顧亞健康老人，亞健康老人照顧失能老人；生活自不封閉，並可減低年紀增長後需被照顧的依賴程度。

六、**推展體適能運動處方**：依據長者每個人的個別興趣、健康需求及臨床狀況，而有不同比重的考量，體適能運動處方的目的：第一、提升體適能；第二、降低慢性病的危險性以促進健康；第三、確保運動時的安全性；每個個案均實施個別的評量，以彰顯成效。

七、**實施義齒整復自立支援**：有鑑於長者缺牙率高，影響健康吸收，結合牙醫、牙技專業進行長者義齒整復，以恢復長者咀嚼能力，預防、減緩失能的發生。

八、**設立在地復健中心**：由於長者生理的衰老，復健需求殷切，日照中心在彰化醫院的規劃參與下設置，在民眾期待下，醫院協助社區長者復健。每週派復健師進入，讓長輩復健之路不再遙遠，積極改善狀況。

九、**建立交通運輸系統**：從醫療資源分布來看，臺北市每萬人醫生數量雖僅高於臺東的二點七倍，但是臺東的就醫時間是臺北市的三十倍，死亡率是臺北市的兩倍。在地理條件

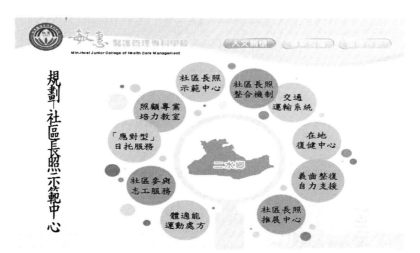

圖2-2　「社區整體照顧服務計畫」推動在地安老、養老、終老的作為，讓長者安身立命。

限制下，許多偏遠鄉鎮到重度醫院的車程已超過黃金搶救時間，是以建立交通運輸系統以應急之需，為社區長照示範中心的一環。

十、推動「社區長照推展中心」：宛如上世紀七〇年代小康計畫的「媽媽教室」推展計畫，培訓社區長照專業人才。老人的諸多議題與問題要有專業機關或單位負責研發工作，才能確切掌握老人相關訊息，以落實長者健康促進及長期照顧成效。

參、跨界結合創新作為

　　為改善臺灣地方產業經濟、生活品質、人力資源不斷地擴大差距所造成的城鄉失衡問題，社區長照示範中心採取「廣域建設圈

（Mega Region）」。整合醫院、衛生所、鄉公所、日照中心、居家照護、家政中心、學校和社區協會等組成，希望藉由結合相關人才集中到特定社區，以提升整體性照護為目標，打造出含有極高附加價值的長照生活社區。以社區的在地服務及資源跨域結合，提升長者生活品質，並且成為安居樂業的社區。因為老人的照護需求，常同時使用多種服務，藉著相互支援，形成安身立命生活圈。更重要的是，成立「社區長照服務小組」，定期召開會議、溝通成效，串接資源，讓服務不零散、更符合需求，能激發社區民眾「廣結善緣，自助人助，推己及人，與人為善」；不僅消極解決長者需要，並能積極的促進地方繁榮。

地方創生目的在於：振興與活絡地方，其中不僅牽涉地方資源盤點，更涉及基層地方政府的職能、人力資源、青年返鄉的友善環境營造，以及社區對於發展願景的集體共識、協力合作等課題。是以，面對複雜的地方創生網絡系統，以發掘人性以及思考如何透過社區設計牽起人際網絡，進而以社區的力量發展符合在地脈絡的方案，解決在地面對的課題，如此方能為地方注入新的發展想像與動能。

透過示範點的實際操作，盤點地方既有「地、產、人」的資源優勢，並確立該地方特有的獨特性與核心價值，設計翻轉社區的照護策略，以「創意，創新，創業」的輔導機制，兼具「設計力、實踐力、行銷力」的關聯效應，並構築出未來可供依循執行地推動架構。社區若要構築為「地方經濟樞紐」，首先就要配合社區各自的特性，同時要活用產業資源，藉此回應民眾的需求。如此一來，當社區有足夠成果發揮其特色，進而成為示範中心後，就能以這種運行機制作為骨幹，創造出一座不折不扣的「社區長照示範中心」。

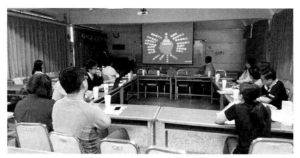

圖2-3　「社區長照示範中心」結合與會單位的共識。

肆、深耕社區積極推展

　　為面對我國總人口減少、人口過度集中大都市，以及城鄉發展失衡等問題，「地方創生」因應而生，落實推動社區發展工作。「社區長照示範中心」不僅讓長輩的生活經驗延續、不覺得被遺棄；家人和照護者也因同屬在地、熟悉長輩狀況，更可能提升照護品質。在地方創生啟動的階段，採取更加總體性、前瞻性，以及開放性的思維，為社區注入有助於活絡社區發展的模式。

　　面對嚴峻的高齡化、少子化與城鄉資源不均，長輩的照護不足等現況，健全社區化長照在偏鄉或都市都有必要。地方之所以需要進行「創生」，是相較於都會地區，確實存在發展動能嚴重不足的窘境。藉由整合資源促動這些正在凋零的社區重新啟動發展動能，呼應社區長者需求，活絡地方發展為目的的地方創生意義深長。

　　「社區長照中心」根植於地方的人文、歷史、社會及自然環境等資源之上，透過通盤性的地方區域與社區資源調查，將地方內部不同的資源與議題，如生態環境、地方產業、社會照顧、文化保存、基礎建設，以及公共治理等多元課題化整為零進行瞭解。在推

動地方創生的過程，除了整備與投入政府政策資源，如何設計一套制度鼓勵非營利組織提出振興地方發展的方案，將地方特色資產轉化為公益，做為社區留才的誘因。除了公部門的人力與政策資源，尚需相關單位，如：地方型企業、非營利組織、各級學校、社區協會等，或是個人彼此之間的協力合作。

　　老人人口遽增所附帶的需求與問題已趨複雜化、多變化及擴大化；長期照顧既被視為是必要的政策性措施與制度，則要被推行得宜。實體上，若政府能設定以「健康促進，醫療照護」為推動的發展基礎與目標，鼓勵社會相關機構及結合民間攜手致力參與「社區式照顧」服務，佐以「居家照顧為主、機構照顧為輔」服務措施，則長照制度對提升老人的晚年生活內涵與品質，必然是水到渠成。臺灣高齡化情形嚴重，長照產業面臨人力、物力匱乏問題。「節省成本不是減少服務，而是創新思維，開放多元。」要解決眼前困境不是再修法限制，而是容納更多元的服務體系，參照的「社區整體照顧服務計畫」經驗，提供更彈性、支持性的服務，讓長者「社區安老，在地養老」。

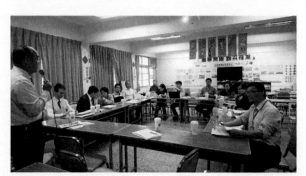

圖2-4　「長者義齒整復──自力支援系統」的推展，突顯社區長照的創新服務。

第三章　推展社區長照邁向共好社會

前言

中華社區發展協會自一九六七年十二月成立，為一歷史悠久的全國性社團法人公益組織，歷年擔任理事長皆為社會賢達，有邱創煥、謝孟雄、方錫經等先生，現任理事長為謝孟雄先生。成立宗旨為：「動員社區資源，滿足社會需要，加速社會經濟的平衡發展。」五十年來，著力於「社區發展的倡導與推行，社區福利事業的規劃與協調，社區資源的開發與運用，社區需要與問題的調查研究，社區服務工作的創辦與改進，社區社會工作專業知識技術的研討，社區工作人才的培育與訓練，社區發展理念的宣導，接受政府委辦的事項。」等工作事項。

壹、小康計畫　成果輝煌

我國自二十世紀六〇年代年代推動的社區發展工作已經超過五十年歷史，舉凡「小康計畫」、「媽媽教室」、「社區營造」、「農村再造」，皆與社區發展息息相關。社區發展係針對社區居民之需求，由當地社區居民自行擬定推動計畫。依循二〇一〇年度會員大會召開，特別邀請社會工作學者蔡漢賢教授，以「社區福利服務應有願景與作為」為題，倡議「社區福利化，福利社區化」的精神，強調：「社區發展在『以人為本』的架構下，循衣食住行育樂

27

等要項，融入社區居民的日常生活及需求。」

　　這五十年來，歷經臺灣的輝煌建設成就，「小康計畫」的推展曾經伴隨社會轉型，讓臺灣省政邁入新里程碑。期間積極推動政策如：「客廳即工場」、「媽媽教室」、「消除髒亂」等重要施政。藉由救助、輔導就業等措施，以解決臺灣急速工業化，農村人口大量湧向都市所造成的城鄉差距及貧富不均。鼓勵婦女以自家客廳做為工作場所，從事副業，增加收入。同時配合加工出口導向的經濟政策，讓生產力從工廠生產線延伸到每一個家庭。小康計畫的推動，讓社會亮麗有序，這些成果不僅落實民生建設，更足為其他國家借鑑，引為典範。

　　在探索小康計畫的推展為我國社會工作揭開序幕時，令我們更加推崇時任臺灣省政府主席的謝東閔先生的前瞻與務實。謝求公傳承「修、齊、治、平」的政治哲學理念，認為我國五千年來的文化和傳統，對家庭非常重視，但我們的學校教育卻不甚重視家政教育，為補救這個缺失，提出「教育一位媽媽，等於教育一個家庭」的看法，乃有「媽媽教室」的推行。其目的就是要教她們如何去處理家務，管教子女應有的知識，也就是加強媽媽們的「親職教育」。並培養社區婦女領導人才，使婦女有能力參與社區建設的教育，自然是一種最有價值的與符合現代需要的教育活動，亦具有社會安定的責任使命。

　　東閔先生力行「教育即生活，生活即教育」的理念，為推動社區教育於一九七二年將彰化二水鄉的古宅捐給實踐大學，成立「家政推廣中心」。是基於承先啟後，與維護文化，及提升生活品質，及實現社區營造的理想。隨著時光推移，這項社區建設的成果留下可供借鑑的資料，並於社會發展中提供務實的作為。

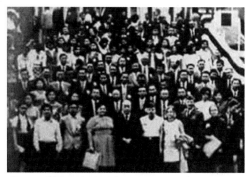

圖3-1　謝東閔先生引介聯合國社區工作精神落實
　　　　於臺灣省小康計畫的建設，成效可觀影響
　　　　深遠。

貳、兩岸青年　攜手共進

　　基於「青年是社會未來的棟樑」，中華民國社區發展協會近年
來著重於培養大學生實踐動手能力和服務社會和地方的意識和綜合
素質，同時重視與大陸地區的交流合作。因此，協會透過舉辦「兩
岸青年社區服務」活動，提供參與的大學生們進入臺灣農村社區，
兩地高校師生共同推動「小康社會」的農村社區服務，共同參與學
習成長。藉由認識兩地農村生活，開拓青年大學生的眼界，深入瞭
解農村社區環境。透過青年服務和社區居民人的誠摯交流，達成社
區服務的目標，並援引「小康計畫」的社區服務，協助農村學童教
育、社區發展，進而學以致用，充實服務能力。同時，進一步增進
兩岸青年學子間的瞭解，以建立友誼。

　　活動主要以服務兩地社區、農村為宗旨，進行小學學生暑期夏
令營教學，內容包括各學科教育、傳統文化和藝術體育等類別；同
時進行社區服務，在兩地農村進行衛教宣導、居家探訪瞭解，協助

改善生活環境，促進兩地社區達成小康社會的目標。「前世五百次的回眸，才換來今生的擦肩而過」，參與的師生皆相信因為緣分牽動了彼此的情感，這種情感的締結跨越了學校、年齡、以及地域。青年朋友本諸赤子之心，合作共建服務活動，與學童、民眾、長者建立深厚的友誼，這一段兩岸青年志工的回憶深深烙印在每位參與者的心底。

大陸近年的發展目共睹，城鄉發展、農村建設厥為積極拓展的方向，二○二○年達成「全面建設小康社會」，讓民眾脫貧的成果，令人刮目相看。深入認識臺灣社區農村的現況將會對大陸學子有更多、更大的觸動，深入農村社區會給青年朋友留下深刻的印象。這項活動使大陸學子親身體驗到臺灣社區發展的歷程與文化，藉由青年服務與交流瞭解彼此，培養出深厚的友誼。經由兩岸青年服務學習交流、文化與生活體驗、城鄉造訪等多元活動，培養兩岸青年互助、關懷、服務的品格，建立長期合作關係，喚起兩岸青年的使命感，共同推動服務參與，進而能關懷彼此，達成攜手建構和諧社會的理想。

大學教育以培育各領域的專業人員為教育宗旨，「專業即是以所學，使所處的世界更美好！」謝孟雄理事長，清楚詮釋了「專業」應建立於服務社會，造福他人，成就公眾最大利益的前提以及目標之下。爰此，全球高等學府紛紛鼓勵師生走出教室、參與社會，以所學服務社區，回饋社會，進而使自己獲得成長，此即是目前世界高等教育最為重視的公民參與（Civic Engagement）以及學習服務（Service Learning）的具體實踐。

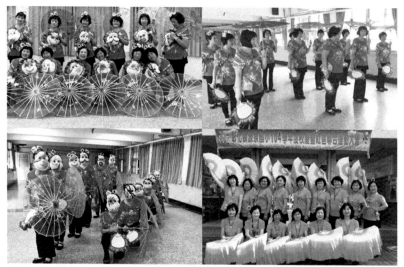

圖3-2　媽媽教室辦理「民俗技藝」班,將自製用具、自編民俗舞蹈,以展現民俗風采。

參、社區長照　邁向共好

　　中華民國社區發展協會本諸設會宗旨,盱衡人口老化為國際趨勢,援引二〇〇二年世界衛生組織(WHO)提出「活躍老化」(active ageing)觀念,為WHO、OECD等國際組織對於老年健康政策擬定的主要參考架構。為了使老化成為正面的經驗,長壽必須具備持續的健康、參與和安全的機會,因此使健康、參與、和安全達到最適化機會的過程,並且使老年人維持自主與獨立,以便促進民眾老年時的生活品質。為謀能善盡社會關懷,提供社區推展借鑒,將二〇一七年訂為「中華民國社區發展協會推展社區長照的啟動年」。積極結合實踐大學二水家政中心、衛生福利部彰化醫院、敏惠醫專等專業團隊,共同倡議於彰化二水推動「社區長期照護示

範中心」。以期落實我國禮運大同篇所揭示「幼有所長，壯有所用，老有所終，鰥寡孤獨廢疾者皆有所養。」使社區成為民眾安居樂業之所。

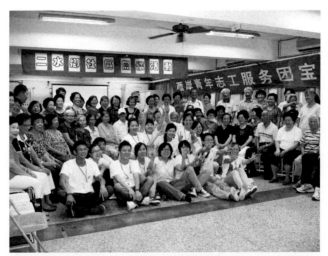

圖3-3　兩岸青年農村志工深獲社區長輩的高度肯定。

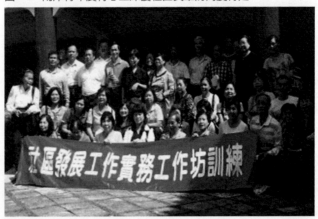

圖3-4　中華民國社區發展協會結合二水家政中心的服務不僅嘉惠二水鄉，同時將實施經驗推展至彰化縣及臺灣省各社區做為社區營造、社區教育的優質借鑑。

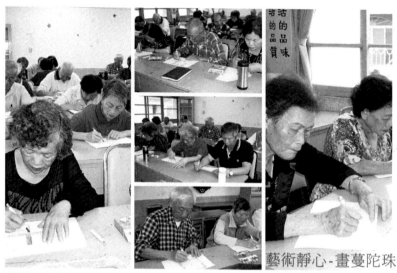

藝術靜心-畫蔓陀珠

圖3-5　中華民國社區發展協會與二水家政中心推展「健康樂活——躍動120」
　　　課程。

　　社區發展工作強調的是協助成員改善生活品質,強調自助、互
助精神來進行,引導社區民眾共同參與,讓社區成員有機會討論社
區問題決定以及社區所需,並找出社區發展的行動方案。社區照顧
發揮「社區福利」的核心價值,是藉由社會福利制度的安排,針對
因社會環境或人生發展過程中遭遇特定事故,導致生理、心理或社
會條件缺損的居民,透過專業人員及志願工作人員所提供的服務措
施,以預防、減緩或解決其所面臨的問題,並獲得符合人性尊嚴的
基本生活保障。

　　社區長期照顧是提供給老人一個有尊嚴、自主和選擇的生活
環境,是老人安養的主要方式,社區長期照護被視為是實現該目標
的主要模式。一個社區化的照護服務體系,具有可進性、多元性,
又提供連貫性的服務,受照護者才能享有人性化且高品質的專業服

務。社區長期照護的發展,是從「機構照護」到「在社區照護」再到「由社區照護」。「社區長期照護示範中心」的推展期盼能達到:「多用保健,少用健保」,「社區安養,安身立命」,「全人照顧,安老敬老」等願景。

結語

中華民國社區發展協會作為一全國性社團,結合專業人士及熱心志工竭盡心智,貢獻所長,以推動社區建設,期能使我國邁向「安居樂業」的祥和社會。協會結合關心社區發展的人士一起來共襄盛舉。

雖社會物換星移,臺灣業已擠身人人衣食無虞之境,然而隨諸社會變遷快速,家庭型態變異,人口結構呈現高齡及少子化趨勢。追求人人安居樂業的「幼有所長,壯有所用,老有所安的安康社會」則尚有努力空間。秉於資治通鑑所言「作之不止,習與成體,乃成君子。」是以,這項卓有意義的社區建設將為中華民國社區發展協會持恆努力的目標。

第四章　二水社區日照中心

壹、高齡照顧需求殷切

從人類的醫護發展歷程中，人類的疾病型態已發生了明顯的轉變。傳染性疾病，已被慢性疾病所取代了。「慢性病」顧名思義其病程與所需之療護過程，必定也是緩慢而長期的，長期照護服務也就在此種情況下於焉產生。

隨著高齡化社會的來臨，預期壽命的延長並不等同健康的增進，相對的長期臥床需要仰賴周遭照顧的長輩估計已逾五十萬，且數量隨著人口高齡化日益明顯，老人照護需求日益迫切，臺灣現行已有超過二十五萬的外籍看護。綜此，高齡照顧的現象並未或的完全的緩解，成為許多家庭的困擾。近日，有「中年流沙」及「下流老人」的說法，皆與高齡現象息息相關。

這是臺灣社會的縮影，在微暗的角落，愈來愈多中年人在貧窮線下掙扎；更有一群也有一些中年人原本是上班族，但為了照顧年老的雙親或是身心障礙的孩子而辭去工作，失去固定的薪水收入加上龐大的照護與醫療費用，讓他們跌入貧窮。在臺灣高齡人口越來越多、失能人口逐漸增加趨勢下，「照顧貧窮化」風險正在蔓延。「踩著貧窮線的中產階級」，儘管收入未跌至貧窮線下，卻瀕臨貧窮邊緣，如同陷入貧窮的流沙漩渦中載浮載沉，成為「流沙中年」。據不完全統計在臺灣，有兩百卅萬人白天工作、晚上看護長輩，這類「隱形照護者」中，有十三萬三千人為此離職。值得注意

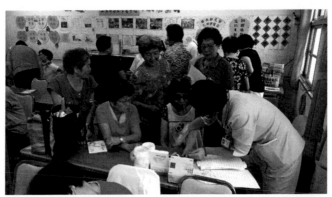

圖4-1　中華民國社區發展協會偕同彰化二水家政中心結合彰化醫院
醫護人員長期駐點進行健康促進活動，深受社區民眾好評。

的是，長期照護勞心勞力，照護者不僅生理疲累、心理壓力也大。要讓老人生活過得更有品質，不僅能為社會節省不必要的醫療資源，也能讓每個家庭更為完整，照顧好老人不僅是家庭責任，也是整個社會的責任。

貳、日照中心迫切需求

　　臺灣人口結構的高齡化深受社會矚目，高齡照護的需求日益受到關切。爰此，政府於二〇一六年九月通過「推動長照二點〇十年計畫」，預計將服務對象範圍擴大，由目前的五十一萬增加到七十三萬人，照顧模式分為「旗艦店」、「專賣店」、「柑仔店」ABC三級制，並且在二〇一七年投入一百七十七億元財政預算支應。看似琳瑯滿目，但其實自己有長輩需要長照護理的中產家庭都知道，政府即使積極投入長照預算，但供需失衡導致各地的長照資源長期短缺，照顧及醫療人力缺口問題也日益嚴重，因此，公部門

提供的長照服務對象幾乎都以經濟弱勢者為主。何況，二〇一八年臺灣老年人口約三百八十萬人，十年後卻增加近六成到五百萬人。反之，勞動年齡人口卻由一千七百萬人減至一千五百萬人。高齡照顧需求暴增，青壯年為主的納稅基礎卻遞減，中產人士想要依靠由稅收支持的長照計畫得到足夠的老年照護，可能太樂觀了。

　　參酌臺灣社會實況後，發揮民間專業力量著重「發揮特長，攜手合作」的原則，進行了相關的探索及分工規畫（如表），並自彰化二水鄉為起點進行「社區長期照護示範中心」。

表4-1：社區長期照護示範中心

機構	推展事項
實踐大學家政中心	建立長者健康學苑提供預防保健資訊，透過志工延攬以落實社區服務，辦理健康托老提升民眾生活品質。
衛生福利部彰化醫院	運用巡迴醫療以建立醫療下鄉服務，建立社區照護系統滿足長者需求，辦理長者復健門診醫療到鄉服務。
敏惠醫護專科學校	協助社區健康學苑長者健康保健專業培訓，引領青年志工參與社區長者服務，將社區照護成果境外推廣。
各級政府相關機構	建立社區長者照護系統裨益社區照顧，針對弱勢長者提供照護津貼以維護生活品質，進行示範社區補助。

（資料來源：作者整理）

　　二水鄉曾於二十世紀六〇年代臺灣省政府推動「小康計畫」扮演重要角色。為發揮引領作用，民國六十一年十二月二十六日，擔任臺灣省政府主席的謝前副總統東閔先生，秉著飲水思源、為造福桑梓、提高鄉親生活品質，推展倫理教育、強化家庭功能、以加速達成禮儀之鄉，將二水故居捐給實踐大學，設立家政推廣實驗中心。近五十年來該中心積極推展包括：「媽媽教室」，「長青學苑」，「樂齡大學」等績效卓著，深受地方民眾的高度肯定。為因

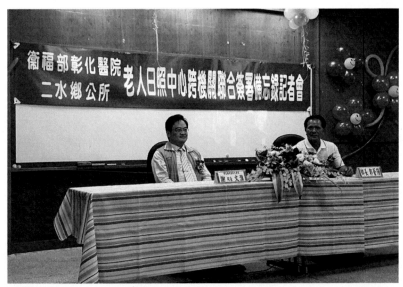

圖4-2　彰化醫院、二水鄉公所與共同簽屬成立「社區老人日照中心」的設置。

應人口快速高齡化現象，社會對老人照顧需求日為殷切，根據二〇一九年的人口統計，二水鄉六十五歲以上老人占全鄉人口的百分之二十二點四，遠高於全國近九個百分點，凸顯出高齡化現象，又因為居民以務農為主，白天子女需外出工作，家中長輩乏人照顧，建置日間照顧中心有其必要性。

　　衛生福利部彰化醫院與二水鄉公所合作，將在二水鄉第一間公立的社區式老人日間照顧中心，於二〇一六年十月二十七日共同簽署跨機關聯合服務中心，老人日間照顧中心若設置完成，該鄉的年輕人將不用擔心長輩無人照顧的問題。長輩白天在日照中心，減輕子女照顧上的負擔，晚上返家與家人共享天倫，提升家庭支持系統，對長輩而言，這可以說是最好的照顧模式，也期望二水鄉日照中心能成為全國老人日照的典範及示範點。

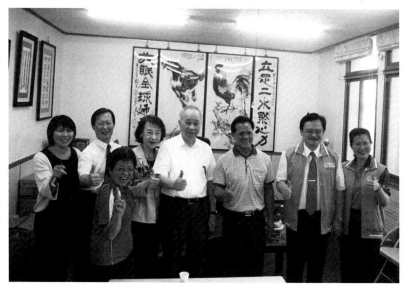

圖4-3　敏惠醫專、彰化醫院與二水家政中心共同推展「社區長期照顧示範中心」。

參、社區醫養合一構想

　　老年人容易因罹患慢性病，累積長期的身體病痛導致憂鬱，以臺灣老人年口醫療支出是一般人三倍左右，萬一有憂鬱現象不但恐增加醫療資源，更嚴重影響患者生活品質。臺灣於二〇一八年進入高齡社會，預估二〇二五年後進入超高齡社會。老年人口飆升的同時，我們的社會必須準備好面對老年安養與長期照護需求。參照世界衛生組織（WHO）提出「活躍老化」（active ageing）觀念，已成為WHO、OECD等國際組織對於老年政策擬定的主要參考架構。為了使老化成為正面的經驗，長壽必須具備持續的健康、參與和安全的機會，因此活躍老化的定義即為：「使健康、參與、和安全達到最適化機會的過程，以便促進民眾老年時的生

活品質。」此一定義正呼應WHO對健康的定義：「身體、心理、社會三面向的安寧美好狀態。」因此，政策或計畫促進心理健康和社會連結，是與促進身體健康同等重要，並且使老年人維持自主與獨立。

保持身心健康與滿足福祉需求，是每個人的期望。是以，彰化醫院向彰化縣府提出「二水鄉公有零售市場日間照顧服務計畫」，獲縣府通過，將和二水鄉公所合作，在二水鄉零售市場二樓及三樓設置二水鄉第一間公立的社區式老人日間照顧中心，由二水鄉長鄭蒼陽及彰化醫院院長謝文淮代表雙方簽訂備忘錄。彰化醫院希望善盡公立醫院的責任，前進二水偏鄉設立老人日間照顧中心，之前，已經先在實踐大學附設家政中心成立二水健康加油站，幫老人家量血糖、血壓，聯絡情感，為老人日照中心預做準備，從這裡可以看出彰化醫院是「很有心的」。此方案不僅活化閒置空間，也營造出一個給長者活動的溫暖環境。彰化醫院的醫護及照顧服務員進駐老人日照中心，並結合長期參與地方社區服務的實踐大學二水家政中心及敏惠醫護管理學校師生，以產、官、學多元整合方式。營造出老人家的溫暖空間，招收白天需人陪伴、且無傳染病的長輩，提供生活照顧，安排相關文康休閒活動、復健、備餐等服務，每天有多樣化的課表，也有社交活動，以延緩長輩老化。彰顯該中心設置的前瞻努力，期盼將向各社區推廣，以利全面推展高齡者健康促進。

肆、社區長照示範中心

人人都希望能在退休後含飴弄孫、安享天年。但在人口高齡化、少子化、貧富差距逐漸擴大的時代，這個夢想並非是現行社會

下，人人皆可輕易達成。我們期待社會福利制度能隨著社會進步而日漸完善，但在制度完善之前，想要有無憂的晚年，更切身的作法或許是改變我們的價值觀。

人口老化已是全球的趨勢，有關老年健康與長期照護是各國關注的焦點，我國自邁入高齡社會之列後，對於老年人的健康問題益發重視。在此一趨勢下，二水「社區長期照顧中心」，將使所有老年人的生活更健康、更滿足，而不僅是關注健康長者的健康促進，並且運用專業團隊在已生病或失能的老人照顧上，則為更具前瞻性的專業照顧服務，意義深長。

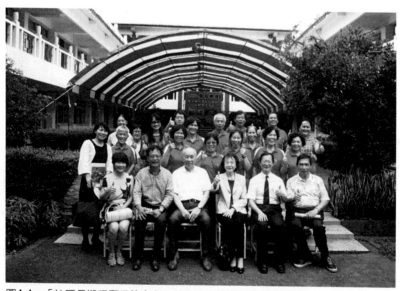

圖4-4 「社區長期照顧示範中心」結合志工團隊為社區民眾服務。

第五章　從小康計畫到社區長照

壹、小康計畫的實施

　　在一九二三年，晏陽初與梁漱溟二人在我國推動平民教育與鄉村建設工作計畫，對全球的社區發展思想與實務作為有深遠的啟發。臺灣的社區發展計畫自一九六五年推行以來，迄今已逾半個世紀。多年的社區發展努力，在不同階段中各發揮不同的功能，達成不同的政策目的。中華民國社區發展協會在一九六七年十二月成立，以集結社會力量，推行社區發展，促進全國各社區福利機構團體及熱心有志人士聯繫合作，動員社區資源，滿足社區需要，加速社會發展為宗旨。

　　一九七二年謝東閔先生擔任臺灣省政府主席積極推動小康計畫，這是一項著眼基層民生建設的作法，其中不少的工作項目被納

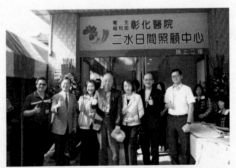

圖5-1　二水在多方努力下建構「社區長照示範中心」使民眾得以安居樂業。

入社區發展工作中，成為日後推動社區發展的重要架構。同時，這種由政府推動、有計畫性而推動的社區工作方式，是一種計畫性社會變遷模式的實踐。基層民生建設的效果與作法，成為臺灣二十世紀七〇、八〇年代社區發展工作的基本參照架構。小康計畫並培養社區領導人才，有能力參與社區建設的教育，是一種最有價值的與符合現代需要的教育活動，亦具有社會安定的責任使命。

貳、社區長照的推動

雖社會物換星移，臺灣業已躋身人人衣食無虞之境，然而隨諸社會變遷快速，家庭型態變異，人口結構呈現高齡及少子化趨勢。追求人人安居樂業的「安康社會」則尚有努力空間。秉於《資治通鑑》所言「作之不止，習與成體，乃成君子。」是以，這項卓有意義的社區建設如何落實我國傳統文化中「老吾老以及人之老，幼吾幼以及人之幼。」「敦親睦鄰，與人為善，相互扶持。」以社區為現代社會生活共同體，將為中華民國社區發展協會持恆努力的目標。

隨著高齡社會的到來，為了建構一個「老有所尊，老有所學，老有所養」的敬老尊賢，家庭安適的安和樂利社會，彰化醫院、敏惠醫專與中華民國社區發展協會多位師長本於長期致力「健康促進與醫療照護」的推動，在以彰化二水家政中心為基礎，期盼共同建構「社區長期照顧示範中心」，逐步推展。在長照體系的建置上，除達成生活功能自主之外，希冀進一步創造生命價值與對社會的貢獻。

表5-1　二水建構長照示範中心的努力建設

建設項目	建立時間	推展事項
實踐大學家政中心設置「健康加油站」	二〇一六年九月三十日	衛福部彰化醫院，安排護理人員進駐，幫民眾量血壓、血糖及醫療諮詢，盼以公立醫院的力量，逐步提升二水偏鄉醫療資源，透過相關保健、飲食、運動等進行健康促進，使長者都能活到老、健康、快樂、長壽到老。
敏惠醫專設置「長期照顧與健康促進管理科」	二〇一七年八月一日	學校整合辦學資源，呼應社會需求辦理長照與健康促進專科，結合產業需要，以「五年公費，就業保證，專業深耕」形成特色，培育「能學以致用，畢業即就業」的「全方位，多功能」長照人才。
二水鄉衛生所推展「長者體適能運動中心」	二〇一七年八月三十日	由衛生所成立的社區「不老健身房」，透過醫療團隊專業評估、體適能檢測、運動處方開立及運動指導，讓長者都能健康到老。
彰化醫院二水日間照顧中心	二〇一七年十月三十一日	這是彰化縣第一家公立醫院成立的日照中心，空間寬敞，還有醫院的醫療支援，讓長者來到此，子女無後顧之憂可以安心上班。
二水社區照顧整合中心及巷弄長照站的推展	二〇一八年十月二十四日	在二水鄉設立日照中心為基礎設立社區整合型服務中心，協助七個社區C據點成立，老人家可以就近在巷弄長照站共餐及參與肌力訓練等活動，延緩失能，若有日照或復健需求，再銜接到二水日照中心。
長照人才品管學會	二〇一九年十二月十四日	建立長期照護人才的分級制度、專業人才的積極培育等作為，結合產業、學校、醫院的專業力量，以建構完善的長照體系。

（資料來源：作者整理）

　　「醫養結合」是一種藉由健康促進作為，以延緩失能帶來的個人及家庭困擾，並且引進醫院資源對長者進行有病治病、無病療養，使醫療和養老相結合的社區安養照護模式，其優勢在於整合養老和醫療兩方面的資源，提供持續性的老人關懷及照顧服務。在實踐大學二水家政中心服務二水鄉近半世紀的基礎下，彰化醫院謝文

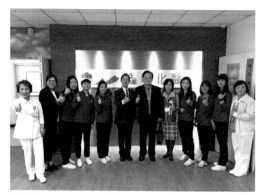

圖5-2　二水日間照顧中心採取「醫養合一」的作為
　　　　受到高度肯定並成為引介的標竿。

淮院長、實踐大學謝孟雄董事長、敏惠醫專葉至誠校長，有鑑於社
區照顧為「長照二點零」版本的核心內涵，共同倡議並積極推動在
二水成立「日間照顧中心」，並採取「醫養合一」的作為，以發揮
社區建設精神。

　　臺灣面臨人口老化浪潮的衝擊，將比其他國家來得更快、更
急。「社區」、「健康」兩個詞彙都是社會在面對高齡化趨勢中重
要的概念，以社區能夠營造出健康與有品質的安居樂業生活，成為
社會關注的民生建設。

參、創新服務惠長者

　　「社區照顧」是指動員並整合社區內的人力、物力、財力等
資源，針對社區中不同對象的不同需求提供各項福利服務，使其能
在所熟悉的環境中就近取得資源獲得協助以滿足其需求。讓「健康
在地老化」的銀髮照護目標得以實現。以更宏觀的思維與積極的態

度來因應這全球發展趨勢，讓銀髮產業發展浪潮成為推動社會向上提升的助力。「社區長期照顧中心」採取「社區醫、養、教相結合」，鼓勵以社區照護、家庭安養為主，康復、醫療、教育服務等機能相配合。

　　「在社區的長者需要上看到醫療照護的責任」，長照是高齡社會不可或缺的一環，也是長壽社會三大系統風險之一，年齡增長與慢性病、失能、失智或其他社會因素而產生的困難，需要各種長照服務協助。在二水推動「醫養合一」的作為，衛生福利部彰化醫院除於日照中心所進行長者安養得到民眾高度肯定而卓然有成，考量長者的醫療需求，而二水醫療資源的明顯不足，致長者無法及時獲優質醫療，彰化醫院自二〇二〇年三月起，採取居家醫療的精神，將醫療資源帶到資源相對稀缺的社區，於日照中心三樓設置復健、職能治療門診部，以直接應對於長者的需要，免除長者為醫療之需，往往需赴外地的周波往返。

　　「二水長期照顧示範中心」採取社區醫養康復結合的模式，為老年人提供養老生活安排的解決方案，引進彰化醫院為健康長者進行「醫療門診」，同時，在「醫養合一」的推動中，敏惠醫專以「健康促進，醫療照護」的專業人才培育為核心，為長者進行「口腔保健」的健康服務。

　　世界衛生組織（World Health Organization, WHO）的研究指出，口腔健康不僅影響咀嚼、營養、說話、社交，更可說是全身健康與生活品質的重要基石。由於牙齒與口腔組織長年暴露於相當複雜的環境中，使得口腔疾病，包括：齲齒、缺牙、牙周病等，成為大多數人們一生中都必須面對的挑戰。根據日本的《長期世代研究（Japan Collaborative Cohort Study）》，發現牙齒的症狀與因心血

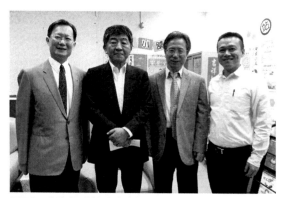

圖5-3　衛生福利部陳時中部長高度肯定二水「社區長照
示範中心」提供長者社區照顧的作為。

管疾病和肺炎的死亡具有相關性。隨著人口老化後，口腔醫療照護
的負擔將會持續加重，老人牙醫學的發展、預防醫學的概念以及介
入措施的運用更形重要。

敏惠醫專本於「敏於實踐，惠澤民生」積極引介、推展「高齡
者咀嚼吞嚥暨口腔保健」計畫，培育照服員具備該項專業服務的基
本素養，配合醫療團隊進行長者義齒整復義診，達成落實「八十/
二十計畫」─八十歲長者仍有二十顆健康的牙齒，由敏惠醫專專業
教師及志工學生將健康及醫療資源引進社區，周延關照長者，也促
進醫療養老的持續發展，落實於社區長照示範中心。

肆、醫養合一的社區

在實踐大學二水家政中心服務二水鄉四十五年的基礎下，有鑑
於社區照顧為「長照二.〇」版本的核心內涵，共同倡議並積極推
動在二水成立「日間照顧中心」，並採取「醫養合一」的作為，以

發揮社區建設精神。「醫養結合」是一種藉由健康促進作為，以延緩失能帶來的個人及家庭困擾，並且引進醫院資源對長者進行有病治病、無病療養，使醫療和養老相結合的社區安養照護模式，其優勢在於整合養老和醫療兩方面的資源，提供持續性的老人關懷及照顧服務。

「在社區的長者需要上看到醫療照護的責任」，在二水推動「醫養合一」的作為，衛生福利部彰化醫院除於日照中心所進行長者安養得到民眾高度肯定而卓然有成，考量長者的醫療需求，而二水醫療資源的明顯不足，致長者無法及時獲優質醫療，彰化醫院自二〇二〇年三月起，採取居家醫療的精神，將醫療資源帶到資源相對稀缺的社區，於日照中心三樓設置復健、職能治療門診部，以直接應對於長者的需要，免除長者為醫療之需，往往需赴外地的周波往返。

「社區照顧」是指動員並整合社區內的人力、物力、財力等資源，針對社區中不同對象的不同需求提供各項福利服務，使其能在所熟悉的環境中就近取得資源獲得協助以滿足其需求，讓「健康在地老化」的銀髮照護目標得以實現，以更宏觀的思維與積極的態度來因應這全球發展趨勢，讓銀髮產業發展浪潮成為推動社會向上提升的助力。

隨著人口結構日趨高齡化，「二水長期照顧示範中心」採取社區醫養康復結合的模式，為老年人提供養老生活安排的解決方案，引進彰化醫院為健康長者進行「醫療門診」，同時，在「醫養合一」的推動中，敏惠醫專以「健康促進，醫療照護」的專業人才培育為核心，為長者進行「健康促進」，並且積極結合彰化醫院醫療團隊落實於二水鄉長者的健康服務。

結語

　　順應我國社會高齡的趨勢和特點，政府採取措施推進醫療衛生和養老服務相結合。專業提供醫療服務、生活照顧、接送服務、文康活動等琳瑯滿目的服務，最終希望個案可以在長照支持下找回人生，不僅是食衣住行的生活獨立而已。是以，創造「醫養教合一」以應對高齡社會，是落實「安身立命的生活」朝向社區健康生活方向。同時強調增強民眾學習與掌握解決問題的能力，主導與控制自身生活。亦即，經由社區民眾的覺醒和付出行動，改變的能量能夠被儲存和累積，改變才成為可能，「以民眾之力，造民眾之福」，是推動社區健康營造重要的方向。

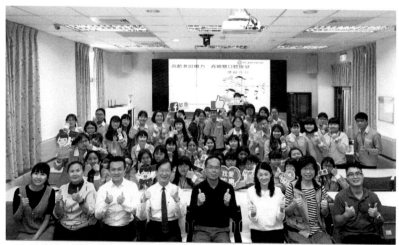

圖5-4　二水日間照顧中心採取「醫養合一」的作為成為引介的標竿。

第六章　長者一日學堂的推展

壹、規劃緣起

面對快速高齡化的社會，高齡者的健康、福利與教育需求，成為各國政府重視的議題。高齡友善長者關懷，為中華民國社區發展協會推動社區慈善總體營造的重點工作，從長者居家安全改善、長者幸福共餐，至長者樂齡學堂專案推動，在重塑長者健康環境與生活之餘，同時啟發社區善的力量，「使每位長者均可在地安老，並多一分生命的肯定與尊嚴。」是以，自二○一四年起實踐大學彰化二水家政中心結合敏惠醫專與所舉辦的「樂齡學習課程」中融入「健康促進課程」，並與衛生福利部彰化醫院建立「社區長照示範中心」。

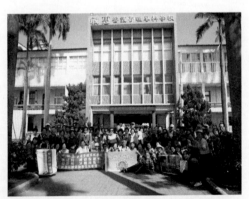

圖6-1　二水鄉近百位長輩蒞臨敏惠醫專參加「一日學堂——樂齡學習」。

　　結合健康促進與醫療照護的社區長者關懷，每週一次的健康促進講座，除了報到時量血壓外，會帶動長者進行健康操，活化肌耐力；樂齡學堂有多樣化的靜態課程，靈活用腦預防老化，也會隨時注意長者的身體狀況，適時給予建議與幫助。

貳、實施理念

　　在即將邁入高齡社會之際，許多調查指出長者晚年最大的失落是欠缺生活價值，容易因此走向負面的生活態度甚至孤獨與憂鬱，這些走過人生起落的長輩，不是社會周遭兩句慰問可以安定心情。在高齡階段，維持一個持續具有社會價值與貢獻的生命，是許多長輩心中的期待。是以，中華民國社區發展協會推動樂齡一日學堂的學習，以提升自我的課程，協助長者能有更豐碩的生活，積極維持健康活力，減少社會及家庭的負擔。「一日學堂」開啟了高齡長者不同的人生視野，讓年輕時沒有機會上大學的阿公阿嬤也可以到學

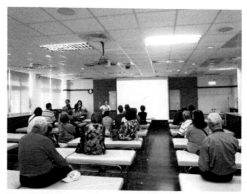

圖6-2　教師以深入淺出方式介紹課程，長輩聚精會神地聽講。

51

校讀書、學習新知及拓展人際關係。期盼高齡長者能夠樂在學習、忘記年齡,行有餘力,進而回饋社區,貢獻社會。

有感於長者從沒到大專院校上學讀書經驗,「樂齡一日學堂」協助老人家的上學夢。配合開設健康促進課程,讓高齡長輩與青年學子共學,由學生一對一陪伴,擔綱志願服務,以所學專業陪同長輩勤於動手,學習新知,晚輩獲得傳承,攜手共學,其樂融融。達到充實長者的精神生活、活化身體機能、拓展人際關係、增廣見聞的目的。參與能刺激心智功能的活動,從改善生活習性做起,規律作息、注意安全、控制體重、多運動及均衡飲食,並保有適當的運動,維持高度的身心功能,保持樂觀進取的人生觀,以發揮「成功老化」。

參、樂齡學習

「一日學堂」本著「學到老,才能活到老」理念,期盼是人類潛能的發展,透過一個持續不斷的支持過程,以激勵並使個體能夠獲得生命全程需要的所有知識、價值、技巧與瞭解,並在所有角色扮演、各種情形與環境中,具備自信心、創造力與喜悅以應用這些能力。維持良好的心智功能,避免憂鬱、失智,平日多做一些腦力活動,學習新的事物,活潑使用大腦,積極參與各種社交活動,不要將自己侷限於一成不變的生活模式,這都是活力老化的要件。

一、「健康好生活」

葉至誠校長引〈不老歌〉開場:「人生七十才開始;八十滿滿是,活到九十不稀奇;一百真歡喜,六十歲是老小弟;五十是

紅团，四十睡在搖籃裡；三十才出世，樂齡學堂真歡喜；健康吃百二。」展開一天的課程，預防重於治療。鼓勵長輩以「營養、保養、修養」，遠離疾病與疾病造成的身心障礙，營造燦爛人生。

敏惠方焄蓮主任以「紓壓安眠按摩油」的調製，以引導長者能有健康的睡眠，介紹多元療育以達到確實預防、早期發現，早期治療的效果。

二、「保健樂陶陶」

翁姿菁老師鼓勵長輩多參與「樂齡學堂」，解說外在的壓力會造成免疫系統功能下降，進而引發身體多種疾病，從醫學臨床經驗觀察，改變心念如多微笑、慢活、減壓等，均有助於身心靈平衡，維持身體健康並不需要依賴藥物的分享，指出了現代人應有的正確保健觀念。

三、「營養健康餐」

在幸福共餐，會前志工長者宣導要自備杯、碗、筷，且說明午餐，是購買健康新鮮的當季蔬果，提供在現場完成煮食。希望大家享用一餐健康美味的養生食飲。

四、「經絡養生操」

由敏惠志工同學帶領健康操活動，提供健康操影片，舒活健康促進操，內容有扭頸運動、水母呼吸、聳肩運動、擴胸運動、螳螂手、轉體運動。志工希望長輩能做出正確動作，為達到正確運動效果，特別在台前藉由音樂的搭配進行分解示範。

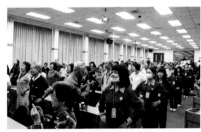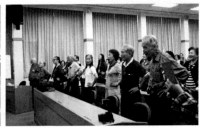

圖6-3、6-4　學校師生以經絡養生操，以帶動運動養生，促進長輩健康。

五、「中醫養生講座」

由唐擎斌醫師於健康講座中協助長者認識失智，該現象有：健忘、講話不清、不能認路、不知時間、不會算數、好壞不分、說話不連貫、認不出人事物，隨時會生氣、幻想等症狀。經由早期診斷，早期治療，控制慢性病，持之以恆。藉由復健、輔具及環境改造，同時經由：運動、營養、改變生活方式、腦筋要多活動、多和別人接近等方式，來防止失智。

在校園中推動「長者一日學堂」，讓師生與長輩共學，更有擔任志工陪同的同學參與活動，習學服務長者，每位長者都很開心、快樂，最重要的是他們也沾濡了校園和諧友善的校園文化及與人為善，師生也從關懷長者人文氣息中成長許多。促進世代之間的溝通與了解，建立不分年齡（all-age）共融的和諧社會，是高齡趨勢明顯國家，極力推廣的社會政策。

肆、社區推展

一個老人健不健康，不是看他得什麼病、或是醫院的檢驗數值，最關鍵的指標是身心功能狀況。生活本身即是持續不斷的學

習過程，個人自發而有意識的學習，可以讓長者在快速變遷的社會中，具有適應環境的能力，達到發展潛能和自我實現的境界。積極性方面即銀髮族如何預防性防止老年身心疾病、自我生活照護習慣的培養、自我經濟的支付能力、人際的相互照應與關懷、為了充實長者的精神生活、活化身體機能、拓展人際關係、增廣見聞，老來尚能行動，還能快樂學習，人老了還活得健康、有活力，生活有品質，是難能可貴的。爰此，中華民國社區發展協會推展「長者一日學堂」，積極推動銀髮族自我的照護力量。

世界衛生組織對「成功老化（Successful Aging）」的概念，其中有兩個大面向：一是生命全程的健康與進展，妥善自我生活規劃，建立崇高的生命價值觀，讓生活有所依託遵循，過有品質及有尊嚴的生活，這是一個人要努力的一個大方向。一是生命深度廣度的提升，是努力提升生命的智慧與圓滿，進而在生活上的多元開展，擴充利己益他人的慈悲，圓滿種種的善行善願。

伍、學習社區

樂齡一詞是對於六十五歲以上年齡段的稱呼。形成於二十世紀七〇年代末期，當時新加坡第一個老人活動中心採用「樂齡中心」這個名稱，從此被廣泛使用至今。「成功老化」，是我們在面對老人關懷的一個正向概念。用意是讓一個人在老化的過程中，仍然保有一顆赤誠積極、追求理想的心，是一種身心健康的發展過程，即使到老，依舊彰顯出一種積極而活躍的生命光彩與能量。

陪同近百位長輩參與此次活動的實踐大學二水家政中心羅素卿

主任特別表達：二水鄉親有緣住同一個社區，社區是一個大家庭，博感情彼此像是兄弟姊妹，不要整天坐在家裡看電視，一起來做一些有意義的事很開心。希望鄉親手牽手，邀更多人一起來參加樂齡課程。籌辦此次活動的敏惠醫專強調：參加「一日樂齡學堂」有五好：在地養老健康好、身心安樂進步好、快樂學習腦筋好、良能付出自信好、社會參與關係好。

臺灣人口結構已進入「高齡社會」，每七位就有一位老人，使得老人照護需求相對增高，政府近年來積極推動以社區在地就養方式，鼓勵設置社區照顧關懷據點，提供在地的初級預防照護服務。以期協助長輩能維持心智功能、身體功能、避免疾病發生；「一日樂齡學堂」落實長者終身教育，協助長輩能安享天年，追求平安、健康、快樂的人生！

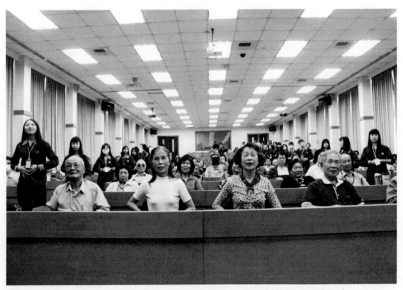

圖6-5　長輩在學生志工熱情洋溢的共同參與下，展現出蓬勃昂揚的活力。

第七章　推展青銀共學的社區教育

壹、規劃緣起

　　「食農教育」指的是一種體驗學習的過程，是透過學習者與農業及食材生產者互動，認識在地農業，建立正確選擇食物的方式，以及體驗由農業和食物所形成的在地飲食文化的過程。就全球發展而言，食農教育受到美國營養學和農業素養（agricultural literacy）教育，義大利的慢食運動（slow food movement），及日本提倡的食育運動（Shokuiku）等社會倡議的影響。這項飲食文化改造的目標，具有重視農業與環境體驗的學習方式，不只改變了人們的飲食觀念和健康，同時改變了很多地區農民和居民的農耕和生活方式，更深入學校，扮演導正學生飲食習慣和培養其對農業、環境關懷的重要行動。

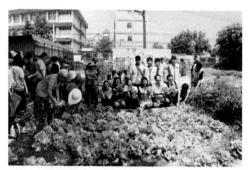

圖7-1　敏惠醫專、柳營國中及農會倡議推動「食農教育」。

讓高齡者具有因應多重挑戰的應變能力，方能以積極的「老有所健，老有所安」形塑高齡社會的未來。為此，「社區長照示範中心」實為建置老人福利服務重要的基礎工程，亦為推動周延完整的老人社會工作所不可或缺，為能有助於高齡社會的建構，能有助於專業服務工作的落實，以期讓高齡者獲得尊嚴、合宜且妥適的生活與照護。敏惠醫護管理專科學校響應中華民國社區發展協會所倡議的「紮根社區，深耕服務」，體現「人文素養，社會關懷」，以「培育具有專業素養的現代公民」。爰此，自一〇三年起全面推動「生命教育」課程；其中，導入食農教育，發揮「教育即生活，生活即教育」的理念與作為。

貳、規劃構想

食農教育的核心為：品格養成與環境關懷。包含了農業參與、飲食體驗和環境實踐三項內容；是引導同學學習「人與環境──節用愛物」；實施課程有：認識食材、在地飲食、環境倫理和愛物惜福。以發揮社區公民、社會責任，展現生命教育的廣度及深度。生產自耕自足的在地健康蔬果，除納入學校生活教育一環外，亦達低碳生活的效果。讓青年學子從日常生活中親近土地，養成勤儉環保觀念，達到食農紮根教育目的。

這項別具教育意義及社會實踐的學習活動在臺南市柳營區實施，是因為該區位處嘉南平原，為稻米生產的糧倉。柳營區現有總戶數近八千戶，務農家戶佔總戶數百分之六十之以上，雖務農者眾，但閒置空地亦高達三十六公頃。有鑑於此，柳營國中、敏惠醫專、柳營區公所及農會極力推動社區服務工作。加以地緣上，敏惠

醫專與柳營國中比鄰而居，近年來積極經由攜手合作達到共享資源。是以，柳營国中將閒置的紅土球場活化利用，闢建為「柳心農園」，採取無農藥、友善環境的栽種方法，學生們學習栽種當季農作物，由整地、除草、澆灌到採收，還將採收的作物參與公益活動，獲得社區民眾及師生好評。

全球化食物網絡的建立，讓消費者可以低價買到全世界各地的食物，但同時也造成了大量農民的離農和遷居都市，我們和農業及食物的關係日漸疏遠。推展社區食農教育所關注的面向：第一是在地飲食文化的傳承，第二是國民的身心健康，第三環境保育的實踐，第四是社會公益的推展。參加農藝課程的師生進行耕耘，將成果收成，與同學、居民及家人分享純有機，無毒，無農藥的新鮮蔬菜，師生們看著自己採摘的蔬菜，很有成就感，個個笑開懷。同時經由環境保育、水資源以外，透過食農教育來促進家庭跟社區的互動，支持永續、生態、環保、社會福祉及當地飲食文化生產及飲食消費實踐，綠色飲食的推廣需透過食農教育幫大家建立，從「餐食」中了解「農業」的珍貴，建立正確的飲食知識；從「農業生產」中形成對環境保育的重視。

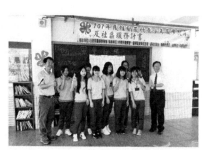

圖7-2 「食農教育」與社區服務相結合義深長。

參、青銀共耕

中華民國社區發展協會結合公益組織及學校，推展裨益社區永續經營的建設活動，在社區推展「食農教育」，期盼社區方面可推動綠色飲食，如設置食農教育體驗學習農場或設置社區菜園，形成在地生產，在地消費，可做為氣候變遷的對策，環境保育的實踐及健康促進的作為。食農教育不只會改變自己，也能改變家人、消費者，以至於改變農業、鄉村和整個社會。食農教育的推動、由土地到餐桌，讓學生們了解，要怎麼收穫就得怎麼栽，天下沒有白吃的午餐，任何事情都要付出，才能有收穫，也讓學生們對家鄉農業物產，都有更深的認識。同時，可以自節能、節水、廚餘及資源回收、綠色食具、使用當季及低運送里程食材做起。

食農教育最重要的學習特色就是經由在農事和飲食製作上親手勞動而學習，強調環境友善式的農耕方式和最少化學添加物的在地食材料理。我們實踐食農教育，要從在家庭、社區、日常生活中做起。自用在地食材所烹飪菜餚，雖賣相未及光鮮亮麗，但屬健康低碳飲食，因此，逐漸受社區民眾接受與喜愛，在舉辦各項活動時也提升了民眾參與率。另一方面，透過社區農園的設立，減少閒置空地面積，亦改善整體環境，相得益彰。

健康國民是國家的最大資產，國民體能是國力的具體象徵，也是國家競爭力的關鍵因素、國家現代化衡量的指標之一。隨著高齡潮的來臨，老人人口的快速增加，老人教育機會的提供，將是一項急遽的需求，如旅遊學習、海外研習、老人寄宿所活動、第三年齡大學、長青學苑等，型態也愈來愈多樣化，參與人數倍增，將帶

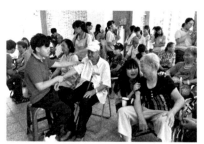

圖7-3　「食農教育」與社區服務相結合
受到長者的高度肯定。

動老人服務的蓬勃氣象。借鑑日本在二〇〇五年頒布《食育基本
法》，訂定全國性的食育推展計畫。從小學到大學，從學校到社
區、家庭，全民總動員，強調家庭共餐共食的精神，讓父母直接與
孩子溝通飲食觀念。透過食農教育的過程中幫同學建立不挑食、均
衡飲食，食安、尊長及餐桌禮儀文化。同時，經由拉近食物與人的
關係，就能改變飲食習慣及價值觀。

肆、青銀共學

　　食農教育是一種體驗教育的過程，同學經由參與實踐，打破
「四體不勤，五穀不分」，改變「茶來伸手，飯來張口」；從日常
生活中的「灑掃庭除，身體力行」。與食物、農民、自然環境互動
的體驗過程，認識在地的農業、正確的飲食生活方式和其所形成的
文化，以及農業和飲食方式對生態環境造成的影響。

　　敏惠醫專和柳營國中的學生共同參與柳心農園蔬菜栽植，積極
與柳營農會四健會合作，利用生命教育推出農藝課程，由四健會指
導員謝翠玲，教導師生在校園內種植蔬菜，由整地、種植、除草、

施肥，澆灌到採收，實地參與農藝課程，付出時間、流下汗水，學到種植的經驗和農民的智慧，落實「珍惜愛物，環境保育」的作為。在辛勤勞動後的蔬果採收時，邀請社區長者共同參加，將空心菜、大陸妹、青蔥、九層塔、絲瓜等採摘後，由農會家政班媽媽指導學生們烹調成色香味俱全的九層塔煎蛋、現炒大陸妹、絲瓜冬粉、絲瓜虱目魚皮、炒空心菜、還有南瓜、木耳、鳳梨等，烹調為南瓜米粉、鳳梨炒木耳、與社區長者們共享，藉活動讓長輩走出家門身心更健康，也讓學生透過服務學習敬老，回饋地方，以陪伴實際行動實踐生命教育。

這項農食教育推展，邀社區長輩共餐同樂，許多長輩都是七、八十歲長者，最年長的九十歲，學生熱情接待奉茶請座，並邀長輩到菜園採收蔬果。敏惠醫專學生為社區長者量測血壓、檢測血糖、舒壓按摩、進行衛教，柳營國中學生安排團康遊戲帶動氣氛，兩校師生與社區長輩一起品嚐自種蔬果烹煮的健康料理，讓食農教育紮根，也讓學生們關懷長者，學習生命教育中最可貴的惜福、造福。

經由食農教育，讓學生瞭解產地到餐桌過程，耕種辛苦不浪費及認識無農藥栽培，柳營「柳心農園」結合學校、農會及社區協會，建設為食農教育示範點，希望能推廣到中小學及社區。

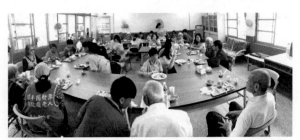

圖7-4　「食農教育」與健康促進活動相結合。

第八章　社區教育卓越典範

壹、社區教育淵源流長

　　實踐大學彰化二水家政中心創辦自一九七二年十二月二十六日，謝故副總統秉著飲水思源、為造福桑梓、提高鄉親生活品質，推展倫理教育、強化家庭功能、以加速達成禮儀之鄉，將二水故居捐給實踐大學，設立家政推廣實驗中心。該中心多年來本諸謝孟雄董事長及林澄枝資政的指導，三十年來，由實踐大學社會工作學系羅素卿老師帶領中心同仁負責規劃、推展工作，不分晝夜以專業熱情點燃生命關心地方上之人、事、地、時、物，深耕地方推動藝文教育散播社教之美，使人人都參與、時時要學習、處處有教室，推展終身學習理念、結合各機關資源、配合地方民俗教育及傳統民俗教育、生活禮儀教育等活動深獲社會各界人士之贊賞與肯定，鄉

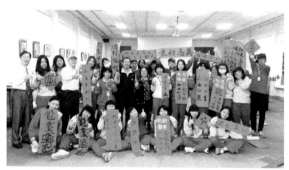

圖8-1　羅主任陪同二水家政中心書法班長輩至敏惠醫專推動書法活動，受到師生的佳評。

民更讚譽為體現終身教育精神的樂齡推手。因對社區教育的傑出貢獻，羅主任於近期榮獲教育部表揚「第三屆樂齡教育奉獻獎」。是項殊榮不僅是對羅主任工作團隊的高度肯定，也是彰顯實踐大學長期致力於社區建設的傑出績效。

貳、創新服務嘉惠社區

　　羅主任被鄉民讚譽為社教工作達人，出身於宜蘭，於彰化縣二水鄉奉獻服務長達三十多年，積極投身社區建設工作。同時擔任彰化縣二水鄉生活美學協會理事長、彰化縣二水鄉樂齡學習中心主任、社區衛生促進委員會委員、彰化縣鼻仔頭休閒農業區發展協會常務監事、長青大學及弱勢安親課輔班主任，多方位服務鄉親民眾。服務以來，為拓展社區教育，陸續開辦臺灣省社區媽媽教室輔導人員研習會、長青大學、社區大學、弱勢安親課輔班，深受社區肯定。考量高齡教育的需求，於二〇一三年起首創「二水鄉樂齡學習中心」，積極熱心為長者籌劃各類多元活動，創造了老年人生命的第二春，羅素卿老師如今已經變成大家口中「比二水人還二水」的正港在地人。

　　當我們社會進入高齡化環境，老人議題日益受到重視，鼓勵長者參與志願服務活動，以達活躍老化及提高社會參與能量，成為重要的議題。羅主任本諸「社區學院」精神，及社會工作專業，善用在地化的人力、資源，積極結合敏惠醫護專科學校師生，及衛生福利部彰化醫院分別於：二〇一三年成立「二水鄉樂齡學習中心」，二〇一六年成立「健康加油站」，持續推動二水地區樂齡教育，推出一系列專屬銀髮族的特色課程，吸引著來自於二水、田中、社

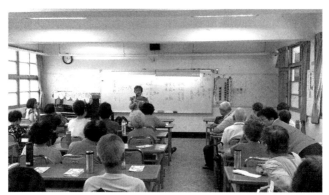

圖8-2　羅主任以二水家政中心為家積極致力社區教育，深受社區
民眾肯定。

頭、和美、田尾、秀水等鄉鎮，高達一千餘位長者的參與，以達到
終身學習與教育的目標，更是滿足了高齡化社會的需求。藉此建立樂
齡學員的歸屬感，將二水鄉樂齡學習中心打造成為學員第二個家。

　　二水家政中心得社區服務由於深獲長者肯定，是以，以中心
為據點，向鄰近社區開拓服務支援，深入關懷社區長輩，更將服
務以宅急便的方式送到社區，塑造幸福洋溢、歡樂的「銀髮族桃花
源」，讓社區長輩擁有健康、樂活又充實的人生。

參、健康促進與時俱進

　　相較我們社會的高齡人口日益增加，二水鄉的高齡長者比例
幾達百分之二十，遠高於全國平均值七個百分點。為因應高齡化
社會長期照顧的需求，生活周遭的年長者越來越多，作為一個學習
者，長者對於知識的渴求也不比青壯年少；而作為一個教育者，
如何將他們所學的技藝知識以及經驗傳承給給下一代，也同樣是

需要關切的。羅主任於推展社區健康促進，以其增進民眾健康生活，延緩長者失能，係參酌一九八六年於加拿大渥太華舉行的「第一屆國際健康促進大會」的主要倡議，及世界衛生組織（WHO）在「活躍老化：政策架構」報告書中，將健康（health）、參與（participation）和安全（security）視為活躍老化政策架構的三大支柱。如何長期維持活絡的身心機能、樂活養生、過著身心愉悅的老年生活，創造生命的另一個高峰，是高齡者人生重要的課題。

二水家政中心積極朝向「社區長期照顧示範中心」建設，以擴展健康促進的理念與作為，並落實健康促進行動綱領與策略，包括：

第一，營造以健康促進、預防醫學的公共政策以對應高齡社區。

第二，協請彰化醫院於中心設置健康加油站以創造友善的環境。

第三，結合敏惠醫專健康講座以增強社區推展健康促進的行動。

第四，培育個人的健康習慣，協助長者定期檢測生理健康指數。

為體現「老有所學」，羅主任結合彰化醫院、實踐大學、敏惠醫專、中洲科技大學等多所大專院校、醫療機構於家政中心開辦二水樂齡學習中心，以社區營造及社區自主參與的精神，及配合推廣實驗中心「活到老、學到老」的教育理念，提供在地居民初級預防性照護服務，以加強健康照護的正確觀念，提升生活品質。達到終身學習與教育的目標，更是成就了高齡化社會的標竿與典範。這塊園地是個有情、有義、有愛的地方，在這裡志工及學員一起學習、成長；一起灌溉、播種。將家政中心形塑為樂齡族聯絡感情的交點，更是樂齡族心靈聯繫的接點，抱持著惜緣、惜福、感恩之心，帶動長者們將學習成果回饋社會實現自我，展現生命活力，讓生命持續發光發熱，享受生命的喜悅。讓二水樂齡展風華、打造銀髮天使樂園、共享共樂幸福久久。

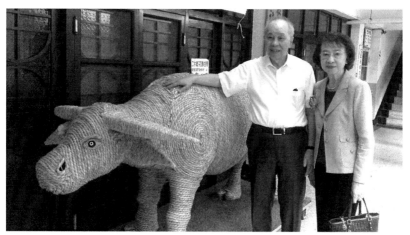

圖8-3 謝孟雄董事長、林澄枝資政高度肯定羅主任發揮創意，深耕地方文化。

肆、傳承文化祥和社區

羅主任自一九八九年至家政推廣實驗中心任職至今，帶領工作團隊結合社區志工不分晝夜地關心地方上的人事物，推動藝文教育活動，散播社教之美。為謀能善盡社會關懷，提供社區推展借鑑，中心積極結合中華民國社區發展協會，共同推動樂齡教育、青少年教育、休閒教育、婦女成長、文化知性教育、終身學習講座、社會服務。

有鑑於彰化縣二水鄉是典型的農業鄉鎮，二水鄉家政中心努力結合社區文化，推動「村村有藝文─藝術造鄉」稻草創意美學研習活動，由於二水鄉每次辦理大型活動，都要向埔鹽鄉商借道具牛隻擺設，來回路途遙遠十分不便，為讓鄉內未來辦活動不用再勞師動眾向外遠求，引發羅主任舉辦稻草美學研習活動，聘請專家韓光雄老師前來指導社區村民一起動手製作跟真牛一樣大的草編大牛。

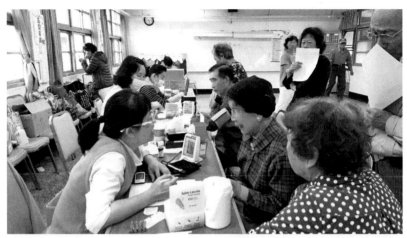

圖8-4　二水家政中心結合彰化醫院及敏惠醫專推展健康加油站，推動健康促進活動。

這項工作不僅使長者自懷舊中得到緬懷，亦能傳承年輕子弟正視傳統文化精隨。這頭用草繩打造的稻草牛完成製作，村民均驚豔指導老師的巧手構思，稻草牛不但長的健壯，利用粗細草繩不同的編排表現牛耳、尾巴、牛角細緻部分，讓稻草牛更顯逼真。吸引家長迫不及待抱小孩坐上牛背，體驗騎牛的感覺。許多村民藉由拍照、打卡，增添村民生活樂趣。這過程中，傳統文化的價值充分流露，民間技藝獲得傳揚，意義深長。羅素卿老師長年在地方上的社教工作領域默默耕耘，無負眾望，致力於辦理終身教育及社區教育，無私的奉獻自己，讓社區學院在二水鄉發光發熱，功不唐捐，可謂是二水鄉不可或缺的社區營造推手！

伍、書香社會敦厚心靈

　　實踐大學彰化二水家政中心的創辦是秉著將社區教育及服務扎

根於地方，結合民眾共建一個人人能安居樂業生活，試圖打造一個「人人都參與、時時能學習、處處有教室」的學習環境，提高鄉親生活品質，推展倫理教育、強化家庭功能、以加速達成禮儀之鄉，成為從臺灣中部出發，光化全省，進而將建設模式及成果恢弘於寰宇。本此，二水家政中心，結合地方資源，承辦無數大型活動及研習，成為社區教育的標竿。

當臺灣也和美國、日本一樣邁入了人口老化的社會。高齡化現象日益明顯，社會大眾普遍有建立一個「長者安居樂齡的生活」的期待。家政中心以多年推展社區工作的實務經驗，積極體現政府於二○一五年通過「長期照顧服務法」的立法工作，期盼展開高齡者關懷照護作為。與衛生福利部彰化醫院謝文淮院長及敏惠醫護管理專校等單位，共同倡議推動「社區長期照護示範中心」，將二○一七年訂為「推展社區長照的啟動年」。以期號召社會有識之士共同推展這項別有意義、影響深遠的社會建設活動，落實我國禮運大同篇所揭示「幼有所長，壯有所用，老有所終，鰥寡孤獨廢疾者皆有所養。」使社區成為民眾安居樂業之所。

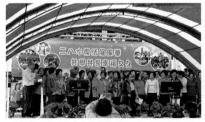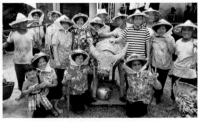

圖8-5（左）　二水家政中心推展樂齡學習，成果優異，深受長者喜愛。
圖8-6（右）　羅主任帶領家政中心團隊號召地方志工，推展社區文化建設。

第九章　休閒療癒在社區的推展

壹、社會創新的作為

　　世界衛生組織（WHO）在二〇〇二年提出「活躍老化」（active ageing）政策架構，主張從「健康、參與以及安全」三大面向，提升高齡者之生活品質。

　　人類的平均壽命雖較以往延長，但並不表示能夠阻止原發性的老化過程，即由某種成熟過程所主宰的時間性生理變化，如視力和聽覺、神經系統等的退化。因此，老化是人生必經的自然現象。通常當人體各種器官達到某種成熟期之後會逐漸衰竭其功能，這種現象稱為「老化」。老化有著不同的觀點，其涉及的面向包括生理、心理、社會和環境各個層面。就個體而言，是活躍老化（active ageing），老化其實就是身、心、靈整合的狀態，強調老人絕對不是遺世獨立的一群，而是需要社會去關懷、尊重和接納包容的一群。

　　休閒是一種除了工作、家庭及社會義務以外的活動，而人們依自己的意志選擇從事某些休閒活動，目的是為了休息、放鬆，或者增加智能及自由拓展個人的創造力。休閒活動可有多種選擇，有些能活動筋骨、增進體能，有些則可增進知能，獲得成就感。長者從事休閒活動，能使人們達到紓解壓力、促進健康、增進社交友誼等益處，休閒活動能夠為高齡者提供失去的生活重心，能夠為他們提供一個新的時間表。

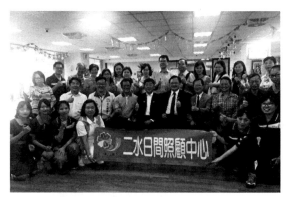

圖9-1　衛生福利部陳時中部長視察二水日照中心，肯定
社區推動多項長者健康促進的作為。

臺灣在邁入高齡社會後，人口老化的壓力逐年遞增，對高齡者提供適當的協助成為政府、社會、家庭與個人的重要工作。除增加醫療、照顧產業外，可從健康促進（health promotion）方面著手，鼓勵高齡者多從事健康行為，從減少危險因子開始，讓疾病發生比率降低。正如同《聯合國老人綱領》（United Nations Principles for Older Persons），開宗明義揭示「To add life to the years that have been added to life.（為已延長的生命豐富更多生活）」，提醒世人要感念老人家對社會的貢獻，保障他們的生活權益。

貳、落實長照的政策

我國於二〇一五年建立「長期照顧服務法」，並自二〇一七年起實施「長照二.〇版」，無論法規或政策皆引導「預防醫學」，強調健康促進，著眼自社區推展高齡者健康活動，以活躍老化。提供優質、普及且可負擔的長照服務是政府持續努力的方向，長照除

了提供各種直接照顧服務之外，更大的挑戰在於找回長者生活的價值，這使得在社區推展長者的休閒療癒活動有高度的開拓性。

Havighurst認為老年期的發展任務為適應退休、適應健康和體力的衰退、加強與同年齡團體的聯繫、建立滿意的生活安排、適應配偶的死亡、維持統整等。提倡預防保健，促進健康老化。因此，推展休閒療癒活動的內涵，包括：

一、整合預防保健資源，推展促進健康方案。

二、推廣慢性病防治，以加強心理衛生健康。

三、推動老人休閒活動，建立專業指導制度。

四、宣導健康飲食、正確用藥及就醫等觀念。

五、推動失智防治照護政策，完善社區照護。

六、加強抗老醫療相關資訊，導正養生新知。

環顧全球，無論學術上如何定義長照內涵，其基本精神是希望透過各種服務協助，讓長者或有需要的個案回復生活上的獨立，在食衣住行的需求完備後，協助實現人生的社會價值或回歸社會生活。

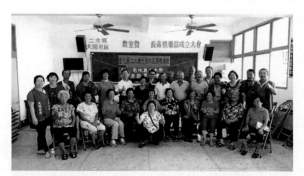

圖9-2　實踐大學二水家政中心羅素卿主任積極推展社區長者休閒療癒活動。

參、休閒療癒的功能

隨社會高齡趨勢，藉由休閒活動的蓬勃發展，使長者努力表現自我、展現生命的意義及價值，活動開始普及於人們的日常生活之中，成為高齡者健康的要素。世界衛生組織（WHO）為健康所下的定義：「一個人在身體的、心理的和社會的三個層面，能夠維持一種平衡的狀態，稱之為健康」。因此，高齡者的整體性健康（holistic health）問題，可以從身體生理層面、心理情緒層面、社會社交層面來探討，藉由此三方面來瞭解正常老化過程高齡者的健康問題。休閒療癒的特色以自發活動為前提，並藉由活動本身的滿足與喜悅來增強動機、增進身心健康及提高社交能力、幫助恢復社會生活外，同時也能夠根據其個案的自我表現與自我恢復能力的信任來實施的活動。

「社區長照示範中心」在二水的積極推動，運用各種療癒式休閒活動，且考量到高齡者的身體功能及活動能力、興趣、背景或個別需求，設計提供更多元、更多樣的治療式休閒健康促進方案、教案，並拓展至鄰近的和合、海豐、湧泉、合興等社區，體現於促進

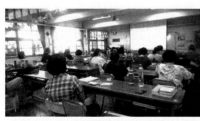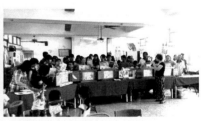

圖9-3（左）　實踐大學二水家政中心聯合敏惠醫專推展社區健康促進活動。
圖9-4（右）　敏惠醫專師生引導社區長者彩繪生命故事受到好評。

老人的生理健康、心理快樂，為高齡者帶來更多的福祉，使老人享受健康快樂的生活。

肆、二水社區的推展

二水家政中心建構於一九七二年，實踐大學創辦人謝東閔先生為造福桑梓，提高鄉親生活品質，強化家庭功能，以加速達成禮儀之鄉，本於「家齊後而國治」，特別推展「社區建設」工作，並經由培訓中小學教師作為社區推展的種子教師，以帶動我國達到「除貧扶弱」邁向小康社會，並為社會的現代化奠定深厚基石。

隨著人口結構日趨高齡化，中華民國社區發展協會謝孟雄理事長的關注及二水家政中心在羅素卿主任的推動下，積極引介社會資源，建構樂齡學習中心，拓展「二水長期照顧示範中心」，採取社區醫養康復結合的模式，為老年人提供養老生活的方案，引進敏惠醫專為社區長者進行「長者休閒療癒以健康促進」，促使高齡者及家庭的需求獲得周延的安排，既提升長者生活，亦裨益家庭生活品質。社區長者休閒療癒活動不僅落實在彰化二水家政中心，並進一步拓展至二水鄉的光化、復興、海豐、合和、大園、源泉等社區，以嘉惠長者，提升生活品質。

休閒是發自個人意願而樂於從事的活動，無任何外力的壓迫或拘束。這是以從事的活動性質來區分是休閒或工作。對於退休後的老人，為維持生體機能，延後退化時間，仍必須不間斷活動；為擺脫疾病困擾增加免疫能力，身體的活動是必要的；對於因病復原之老人，癒後活動更可加速身體機能恢復，有助於復健。維持健康最有效可行的辦法就是運動了，鼓勵大家積極從事休閒運動，選擇健

康的休閒運動以紓解生活壓力、健全生活內涵、提升生活品質，並促進身心健康。

　　全球性的銀髮浪潮來臨，因應未來社會銀髮照護與休閒療癒的需求，讓「健康促進在地老化」的銀髮照護目標能夠得以實現。以更宏觀的思維與積極的態度來因應這全球發展趨勢。「休閒療癒活動」採取「社區醫養結合」，鼓勵以社區照護、家庭安養為主，康復、醫療、教育服務等機能相配合。不單於彰化二水實施，更能將這些經驗推展到全台各社區，以達成「老者安之」的目標。

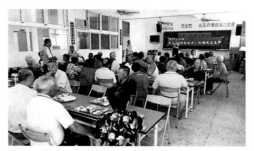

圖9-5　二水鄉大園社區成立C據點建立「共食」
　　　　及「共學」，推動長者休閒療癒活動。

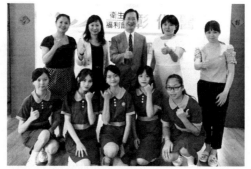

圖9-6　敏惠醫專師生積極參與社區長者休閒療癒
　　　　活動。

結語

　　世界衛生組織（WHO）延續OECD及聯合國的概念，在二〇〇二年進一步地闡述活躍老化的實質內涵為：以提升生活品質為終極目標，致力於提高各種有助於提高老人健康、社會與勞動參與以及安全的機會。從事休閒療癒不僅是世界的潮流，更給帶給人們莫大的好處，規律的休閒活動可以使老年人擁有健康的身體、良好的人際互動社交以及自信心。

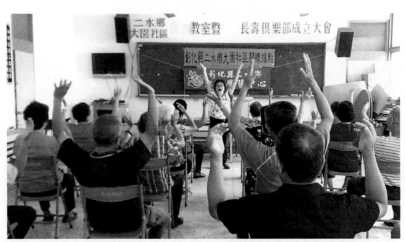

圖9-7　敏惠醫專師生積極參與社區長者休閒療癒活動使長者重拾生活的活力。

第十章　多元族群友善社區

壹、新住民將為社會骨幹

　　臺灣是個擁有多元族群的寶島，臺灣社會主要由原住民、外省人、客家人、福佬人以及新住民等五大族群組成。由於跨國聯婚的關係，新住民人口的上升已經是一股趨勢，而隨著新住民人口數的上升，與對社會及社區帶來新的氣象，也勢必會帶來一些家庭、社會、人口和教育所需關心的議題，對於新住民教育及其衍生現象的探討，顯得重要及急切。

　　新住民及新住民子女所佔比例逐年增加，如今人數已超過六十四萬人，目前新住民子女就讀國中、小的人數隨著跨國婚姻漸多的關係在國中、小也佔有相當多數的比例（表10-1）。以目前國中畢業生為例，近十年來會進入高中職以及大專校院的人數會持續在一個高點。在新住民子女的教育方面，孩子的可塑性高，只要克服部分不利的因素（入學以及輔助措施），透過教育便可以讓其具有一技之長，進而翻轉。

表10-1　臺灣地區新住民子女就讀國中小人數統計

國籍	總計	國中				國小						
		小計	7年級	8年級	9年級	小計	1年級	2年級	3年級	4年級	5年級	6年級
總計	181,301	73,894	22,613	25,167	26,114	107,407	12,666	14,177	16,257	18,832	20,984	24,491
大陸	73,540	25,909	7,783	8,823	9,303	47,631	6,281	6,811	7,649	8,712	8,790	9,388
越南	72,508	33,369	10,607	11,508	11,254	39,139	3,811	4,492	5,495	6,684	8,050	10,607
印尼	16,350	7,834	2,078	2,594	3,162	8,516	958	1,075	1,239	1,455	1,795	1,994

（資料來源：移民署，2017）

貳、以教育資源引導發展

　　由於多數外籍配偶的家庭處於經濟弱勢再加上社會上的支持系統較不完善以及家庭地位低落等因素，所以經常在媒體中看到新住民姐妹們遭遇一些困境，確實必須藉由政府和社會團體共同協助，以度過難關。針對新住民的困境，雖然政府相關部門提出相關輔導措施，但為能達到理想的效果，顯然對於新住民的教育與輔導，仍有待努力。

　　教育可以增進個人適應以及社會適應，為了讓新住民很快適應環境以及生活，教育為最重要的一個環節。新住民教育是指對新住民以及其子女所進行的各種教育方式和內容，以培養他們具備良好的生活及生產能力。所以，新住民教育應該包括兩大區塊，一是新住民本身的教育；另一則是新住民子女的教育。

參、新住民家政教育中心

　　在新住民本身的教育方面，新住民移民至臺灣地區多半是基於婚姻的因素，部分新住民家庭擔心新住民接受教育會變的較不好掌控，故不鼓勵新住民參與各種學習活動，因而缺乏認識新環境的機會，新住民教育效果就大打折扣。也因為多數新住民家庭為經濟弱勢，所以必須幫助家庭賺錢來照顧小孩及改善家庭生活，相對地就缺乏足夠時間進行學習。而目前社區發展協會利用假日以及晚上所開設的課程僅為識字及語言等基本需求，未能對其就業以及改善家庭生活有明顯的幫助。針對種種新住民於教育上的問題，雖然

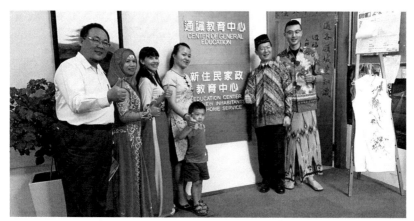

圖10-1 「新住民教育中心」的設置期盼發揮「媽媽教室」的功能。

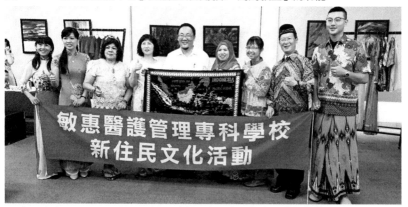

圖10-2 透過「新住民文化活動」建構友善校園，和諧社會的目標。

政府部門辦理了一些就業輔導的活動以及新住民教育揚才計畫，但卻未有類似「原住民族教育法」來做為廣大的新住民接受教育的保障。

敏惠醫專為落實「教育為社會而辦，社會因教育而興。」理念，於二〇一二年設置「新住民家政教育中心」，該中心借鑑源頭為實踐大學創辦人謝東閔先生的教育理念，東閔先生深刻體認我國

「修齊治平」的傳統哲學觀，並鑑於家為國之本，欲國家富強、民生樂利，必先健全家庭，首倡臺灣家政教育的先河。家庭是人生成長的根基，社會組織的基礎，若要人類生活美滿及社會健全，則首要「正家」，「家正」則天下定。因此，提倡以研究治理家庭為對象的家政學乃為實踐大學前身——實踐家政專校創辦的初衷。同時，在創校時提出倫理化、科學化、生產化、藝術化等四化之辦學目標，此目標及其功能意義如下：

家庭倫理化——奠定家庭基礎；

家庭科學化——改善家庭生活；

家庭生產化——發展家庭經濟；

家庭藝術化——增進家庭樂趣。

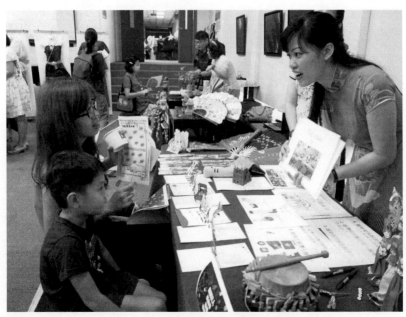

圖10-3　透過「新住民文化活動」建構師生及社區民眾認識多元文化。

　　新住民家政教育中心以傳授新住民治理家庭事務的訓練，包括：保母培育，照顧服務員培育等，增進其實用知識與技能，並養成健全身心為宗旨，同時教育之總體目標定為：「推廣生活科學知能，增進生活福祉與生命意義」。

肆、建構新住民友善學習

　　在新住民子女的教育方面可以從其就學措施著手，讓其更有機會可依照自己的興趣接受專業教育進而適性揚才。以大專校院入學為例，參酌部分考生因其身分有外加名額，相對於其他考生較容易找到適合自己的科系就讀，進而畢業進入職場。面對逐漸增加的新住民子女，若能爭取新住民子女之外加名額，即能創造其入學進而學有所長進入職場的機會。除了新住民子女外加名額外，以目前的五專優先免試入學方式，尚可利用優先免試的方式讓新住民子女能夠依自己的興趣選擇適合的科系就讀。同時，以技職教育培育「務實致用」人才，結合產業機構需求，協助同學以「五年公費，訂製培養，就業保證」成為專業骨幹。

　　隨著全球化的發展趨勢，不僅天涯若比鄰，同時海內存知己。多元文化教育已是一個需要正視，並且建構族群友善的校園。是社會中具不同文化背景的人們透過彼此溝通，藉由文化內涵的了解及文化價值觀的尊重，達到對話與互信基礎，以追求社會公平正義。爰此，敏惠醫專透過舉辦「多元文化博覽會」，讓多元族群間彼此認識、相互尊重，進而文化交流及對話，對於自我認同與欣賞差異、文化理解與尊重以及人際互動能有所提升。

伍、一技在身讓夢想成真

　　臺灣地區部分產業缺凡足夠的專業人員可以進入職場，讓部分產業的服務品質提升的速度有限。例如：因應臺灣社區高齡化的社會，政府推動長照二.〇政策，但目前所培育的護理以及長期照顧之人才卻趕不上人口老化的速度。

　　為了解決這類的問題以及新住民至臺灣地區的教育以及就業等問題，敏惠醫專在教育部專案規畫下，進行「二年制專科長照東南亞專班」，招收印尼、越南等國高中畢業同學，搭配長照機構的人才需求，採取訂製培育。就有意來臺灣工作或是來臺的新住民提出務實的教育措施，讓新住民姐妹們能先訓、後做、再留。亦即，以新住民長期照顧人才為例，讓有意來臺灣進行長期照顧工作的新住民先進行二專教育（其中包含一年以上的有酬實習），讓其考取臺灣的專業證照，進而進入長期照顧的職場工作，最後有機會留在臺灣成為臺灣的新住民，一起為臺灣這塊土地深耕。

　　多元文化教育目的在培養良好的族群關係，了解促進族群和諧，並且支持、尊重與包容文化的多樣性和培養社會行動的能力。最終的目標是希望可以促進不同團體之間的和諧共處。讓各族群藉由認識多元文化與欣賞文化差異，提升自己的社會地位，並加以培養公民的多元文化能力，形成一個平等和諧的社會。

陸、族群融合以和諧共進

　　臺灣人口結構因少子化、高齡化以及新住民的加入已逐漸改

變，社會亟需積極朝向「多元族群，友善社會」方向努力。有鑑於教育對人的才智、情志啟蒙的重要性，新住民的融合，宜著眼提升新住民本身及其子女教育，進而促進文化交融、提升社會和諧發展。

多元族群社會是一個具備多元文化思維（Multiculturalism）的社會，不僅是一種教育哲學的思考，也同時兼具文化價值或行動策略，而族群社會工作則反映出多元文化社會對種族與文化的包容性，並反映在社會化機構中。由於歷史因素與社會發展，臺灣是一個多元文化的社會，在這個美麗之島，有著不同的族群、宗教、語言，發展出多元文化，多元族群。從族群社會工作的觀點強調我們對於各種不同的文內涵，應給予肯定、尊重，甚至能相互欣賞和學習，方能把臺灣建設成一個敦厚和諧的社會。

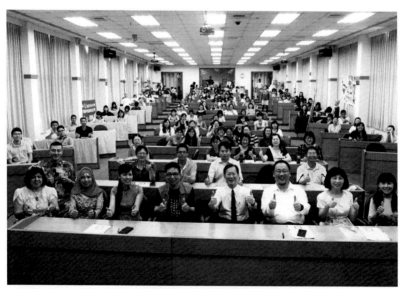

圖10-4　結合政府、學校、社團共建「新住民文化活動」，深受歡迎。

第二篇
社區安養

第十一章
彰化縣二水鄉「社區日照中心」揭幕

壹、設置緣起

面對快速變遷的高齡社會，老人生活照顧及養護問題已經不是單純的個案問題，乃是整個社會需面對的挑戰，亟有必要予以特別的關注。而在家庭面臨漸次小家庭化，原有全人、全時、全程照護無以為繼的實況下；「老有所養，老有所安」對銀髮族長者頤養與生活照顧益為重要。

這項深具遠見的規劃活動於二〇一六年四月二〇日假實踐大學博雅講堂，經由學理的探索、經驗的交流、國際的借鑑等，特別擇定彰化二水鄉作為試點，其中的主要考量係源於該鄉現有近五分之一的人口為高齡者，該鄉於四十餘年前亦是推動「小康計畫」的社區建設場域。四十五年來實踐大學所設置的「二水家政中心」，不僅成為家戶喻曉的社教場所，也同時是高齡者知能充實的「樂齡中心」。敏惠醫專的師生於該家政中心每周進行健康促進講座及活動已有三年的歷程，民眾對於「社區長期照顧」有所期待。

在規劃座談會中充分結合相關機構的特質，參酌臺灣社區實況後將著重「發揮特長，攜手合作」的原則，進行了相關的探索及分工規畫。爰此，建構彰化縣二水鄉為「社區長照示範中心」，成為努力的方向。

　　長期照護服務是一項體現「福利社區化，社區福利化」的實施，經由不同的機構互補所長，其目的在促使社區民眾在長期照護的推動中，不僅具有連續性照護的服務，亦是結合醫療、護理與社會服務領域的關懷作為。然而根據衛生福利部的統計，「長期照顧服務法」實施以來面臨最大的挑戰是照護人力的嚴重補足，

　　以致「徒善不足為法，徒法不足自行。」有鑑於專屬人力的培育，敏惠醫專自一○六學年度進行「長期照顧與健康促進管理學科」的設置，並與衛生福利部彰化醫院進行產學合作，不僅就專業人才進行聯合培育，並於彰化縣二水鄉「社區長照示範中心」結合教育部「展翅計畫」，進行實習、就業，以發揮社區長照的深耕發展，意義深長。

貳、勇於創新

　　世界衛生組織（WHO）在「活躍老化：政策架構」報告書中，將健康（health）、參與（participation）和安全（security）視為活躍老化政策架構的三大支柱。如何長期維持活絡的身心機能、樂活養生、過著身心愉悅的老年生活，創造生命的另一個高峰，是高齡者人生重要的課題，因此如何幫助高齡者在地老化成為社會關注及政府施政的重點工作。

一、樂齡中心

　　謝前副總統東閔先生因回饋地方創設立二水家政中心，成為二水鄉長輩一個活到老、學到老的好處所，盱衡當臺灣社會快速邁入人口高齡化的人口結構，及社區長輩對健康促進的需求，二水家政

中心的服務焦點聚集於高齡長者的「健康促進活動」，以發揮「老吾老以及人之老」精神。

二、健康加油站

　　將社區長期照護觀念、作法宣導至民間社會，以帶動社區長照的實施。該加油站於二〇一六年九月落成啟用。健康加油站是彰化醫院在二水鄉社區服務的第一步，這項創新性的服務，實係有鑑於醫院進入社區，對長者的照護將更完善。

三、健康運動中心

　　二水衛生所為達成活絡二水鄉的醫療網絡，設有老人健康運動中心的設立，該中心於二〇一七年九月落成啟用。長者在衛生所接受醫師的體適能評估後，醫師會依個人狀況開立運動處方，在衛生所就可以直接進行專業的運動指導。透過健康促進的軟硬體設備，提升照顧長者健康的積極作為，讓長照於社區的建構更為周延落實。

四、日照中心

　　隨著我們社會對長照需求日益迫切，民眾普遍希望增加照顧能量，偏鄉資源短缺問題也希望能在彰化二水中得到有效的對應之道。彰化醫院隸屬衛生福利部在謝文淮院長的主持下卓然有成，更積極發揮公立醫療院所的特質，針對社會民眾需要，因應政府推展長期照顧的政策方向，為達到「一鄉鎮一日照」對長者的健康醫療照護，特別將醫護資源帶到二水鄉。

參、敢於實踐

　　衛福部彰化醫院與二水鄉公所利用二水零售市場二樓閒置空間改造的老人日間照顧中心，經過一年的積極籌畫於二〇一七年十月三十一日隆重開幕，這是彰化縣第一家公立醫院成立的日照中心，空間寬敞，還有醫院的醫療支援，月費僅收六千元，中低收入弱勢家庭則另外有補助。當臺灣高齡人口達百分之十三點六十，二水鄉六十五歲以上的老人人口達百分之二十二，明顯高齡化，又因住民多務農，白天子女外出工作，長輩乏人照顧，老人日照中心的成立，對於有需要的長輩與家庭，是一項大利多，如大旱望雲霓般。

　　二水日照中心為了不讓長輩的子女有過多的負擔，彰化醫院為此訂定的收費標準遠低於私人機構，光是老農年金就可支付，弱勢者將再酌減，不足部分會由政府補助款及醫院支應，絕對讓長者有尊嚴，子女可以安心就業。另外，在設立二水鄉長照中心的據點以及社區的復健站，並將整合社區的醫療群、關懷協會、關懷據點、

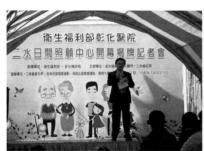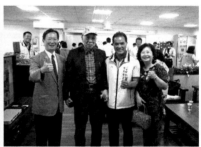

圖11-1（左）　彰化醫院謝文淮院長主持「二水日間照顧中心」開幕儀式。
圖11-2（右）　謝孟雄董事長與二水鄉鄭蒼陽鄉長共同為設置「二水日間照顧中心」而努力。

家護中心、衛生所，一同為長者服務，讓二水鄉變成全國的長照典範。

日照中心已經啟用的空間約二〇〇坪，設有休閒區、健康促進區、手作區、餐廳與休息區，樓下是傳統市場、旁邊是媽祖廟，適合長者閒逛以及尋找心靈寄託。最大特色是空間特別寬敞，彰化醫院全力支援醫療照護，每星期安排醫師、復健師巡診，營養師幫中心設計菜單。二水日照初期將收容三十名中度或輕度失能、失智長者，時間周一至周五上午八點至下午五點，月費包含所有課程及午餐、點心，另有交通車接送，區域包含二水、田中、社頭及溪州。位於二水的市中心，鬧中取靜，交通最方便，早上子女將父母送來，晚間帶回家中。未來課程將安排長者與社區互動，以減緩失能為目標。

實踐大學董事長謝孟雄講座教授偕同林資政橙枝教授於受邀參加揭牌儀式，除表達祝福外，特別以新竹科學園區的成功經驗為借鑑，期勉「二水日照中心」能發揮產、官、學的結合，形成我國推展社區高齡照護的典範，積極推廣，如同一九七二年　謝前副總統東閔先生推動「小康計畫」般，為我國建立「老者安之」民眾能過上安居樂業的生活，貢獻良法美意。「社區長照」的推展不僅為民眾所期待，且為政府的重要社會政策；同時也是所主持的中華民國社區發展協會積極推展的要項。

肆、止於至善

社區長期照護的發展，是從「機構照護」到「在社區照護」再到「由社區照護」。「社區長期照護示範中心」的推展期盼能經由

社區願意付出愛心奉獻的居民，為社區內的民眾提供服務，達到：「多用保健，少用健保」，希望由社區的民間福利設施或服務團體以及案家等，以小型化的服務或社區自助的方式來提供照顧或服務。許多長者在晚年都希望受到重視，而不只是照顧；更希望能貢獻社會與子女，而不是打發時間，創造價值的長照體系是社會的正向力量，也能成為常照他人的長照。社區長期照護是提供給老人一個有尊嚴、自主和選擇的生活環境，是老人安養的主要方式，社區長期照護被視為是實現該「社區安養，安身立命」，目標的主要模式。

　　面對人口結構高齡趨勢，為應長者照顧需求，政府自二〇一七年六月起實施「長期照顧服務法」，同時推展「長照A.B.C.」，以不同區域建置服務網絡。惟，就社會實況與需求，實賴結合民間之力共同促成。「二水日照中心」結合實踐大學、彰化醫院、敏惠醫專、中華民國社區發展協會等單位的力量，結合學理與實務盱衡社區環境特質，長者需求等因素，以建置示範點，期盼推展至全省各社區，以期能在社區建設中落實「幼有所長，壯有所用，老有所安」的和諧社會。

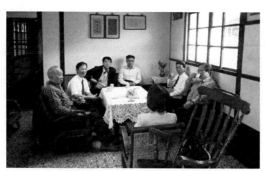

圖11-3　謝孟雄董事長與謝文淮院長共同商議將「二水日間照顧中心」推展至各地。

第十二章
二水家庭照顧支持據點的設置與推展

壹、設置緣起

衛生福利部部立彰化醫院為全面照顧社區長輩,在二水鄉成立「社區整合服務中心」,並附設「家庭照顧者支持服務據點」,引入醫院心理師、治療師等資源,展開創新服務,還有創新的「泡腳區」。以往只針對失能失智長輩的照護,卻忽略長期照顧者的狀態,因此新設家照據點。提供照顧者身心放鬆的空間,讓居家照顧失智、失能長輩,也能獲得社福與醫療資源協助,擴大服務面,

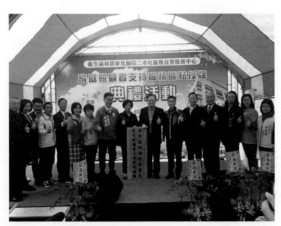

圖12-1 衛福部彰化醫院積極推展「家庭照顧者支持服務據點」。

減輕照顧者負擔，提供家照者喘息服務，減輕家照者身體、心理負荷，落實社區安老政策。

「長照二.〇政策」多項服務中，將「家庭照顧者支持服務」納入長照服務當中，為民眾健康照護守護者的使命，把照顧失智、失能長輩的健康，擴及到家庭照顧者的需求。設立家庭照顧者支持服務據點，讓家裡有失能、失智的家庭可以透過諮詢、轉介、安排訓練課程等，藉此紓壓，對於長期照顧的鄉親來講是一個很大的福音。透過對家庭照顧者的支持服務方案，讓照顧者和受到照顧的家人不會感到孤單，並能大幅減輕照顧者負擔，以實際且直接的行動與服務來幫助照顧者，希望能減輕家庭照顧者的負荷，達到「長者安心、家屬寬心」的目標。

貳、專業服務

推估彰化縣擁有四萬名失能、失智長者，其中高達近三成留在家庭照顧。同時，根據中華民國家庭照顧者關懷總會調查，家有失能、失智老人的家庭照顧者七成為女性，平均照顧時間長達十年，每天照顧時間約十三點六小時，其身體、心理、經濟、社交等各方面都受到極大的影響，家照據點希望成為支持的力量。因此「家庭照顧者支持服務」，將透過個案管理模式，辦理支持團體、紓壓活動與照顧技巧訓練，安排專業人員到宅指導，並提供喘息服務減輕家庭照顧者生理、心理的承擔。

家庭照顧據點對於家照者有八項服務，分別是：

表12-1　家照據點對於家照者的服務

項目	內涵
個案管理	由家照服務社工或個管員到宅訪視評估，依個案需求擬定服務處遇計畫，並依計畫提供適切服務與連結相關資源。
到府指導	經社工評估有提升照顧技巧需求的照顧者，提供由護理師或治療師等專業人員到府免費照顧技巧指導服務。
心理協談	由諮商師或社工師提供一對一協談服務，以解決因照顧產生的情緒適應、角色衝突、人際關係等情緒和議題。
照顧技巧	以團體課程方式，依照顧者需求或常見照顧技巧問題安排主題課程。
支持團體	由專業人員帶領家庭照顧者組成、固定聚會，讓一群有相似經驗的人分享彼此照顧經驗、情緒宣洩等，達到互相支持的效果。
紓壓活動	規劃提供不同主題活動，如：音樂、繪畫、經絡按摩及園藝等，提供照顧者放鬆壓力、彼此互動交流機會。
喘息服務	安排專業居家服務員至家中協助照顧工作，讓照顧者可以安心外出參加活動。
電話關懷	提供定期電話問安服務，連結長照資源及各項活動邀請資訊，作為家庭照顧者支持後盾。

（資料來源：作者整理）

　　家照據點提供家照者單一窗口的服務，建立家照者的社會與心理支持，提升居家照顧品質並減輕家照者長期累積的照顧壓力負荷。提供家庭關係、照顧壓力調適、悲傷輔導等各方面的協談服務，以緩解照顧者心理與心靈上的壓力與情緒。支持服務據點透過個案管理模式，辦理照顧者支持團體、紓壓活動及照顧技巧訓練，也會安排專業人員到宅指導照顧技巧，為讓照顧者可以外出參與活動，提供喘息服務，減輕照顧者身體、心理負荷。

　　二水家照據點除了多項服務，還特別創新設立了「泡腳區」，定時開放溫水泡腳，家照者身心俱疲時，可申請「喘息服務」，讓他人去分擔照顧工作。家庭照顧者支持服務據點，提供心理師、復

健師以及相關設施，透過多元活動與資源募集，傳達「用心守護，用愛相伴」信念，支持家庭照顧者。讓因照顧長者而身心疲憊的民眾放鬆心情，回到家中給長者更多的照顧。

參、周延照顧

　　由於人口老化快速，高齡長者人數日漸增加，高齡者社會福利成為大家高度關注的議題，無論是健康醫療、老年年金、長期照護等議題，皆引起廣泛的重視。臺灣約有七十五萬名家庭照顧者，在家中照顧為病痛所苦的家人。為了心愛的家人，每天付出自己所有的心力、犧牲自己的休閒時間，身心都承受許多壓力。近年照顧悲劇不斷上昇，不時傳出照顧者崩潰、與被照顧者同歸於盡等悲歌，究其原因，乃因家庭照顧者在沒有照顧替手、不知道或不願意求助、求助四處碰壁的種種情形所致。家庭照顧關懷據點服務的任務目標，主要有以下幾點：

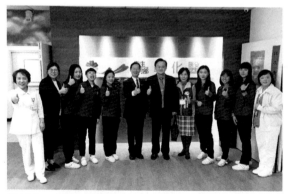

圖12-2　「家庭照顧者支持服務據點」提供長者周延照護服務，深受肯定。

第一,落實預防照護的普及化及社區化目標。

第二,發揚社區參與,發展在地生活的特色。

第三,建立社區的支持系統以發揮預防功能。

第四,透過在地化照顧使老人留在社區生活。

第五,減緩家庭照顧者負擔,提供喘息服務。

照顧長輩最辛苦的莫過於龐大的照顧壓力,照顧者必須面對親人生理上的轉變,還要梳理可能被打亂的生活。照護團隊不只提供醫療服務,同時提供家庭諮商,並連結診斷後的支持服務。照顧者也需要社會幫忙發現,才有機會讓雙方共好。

「家庭照顧者支持服務據點」透過「到宅指導」與「團體訓練課程」模式,由專業人員教導,讓家庭照顧者學習相關照顧技巧,例如全身關節運動、傷口照顧、皮膚護理等。或是透過連續性的小團體活動,家庭照顧者之間可以彼此互相傾聽、相互支持與分享。

肆、標竿推廣

「在地安養,無憂向晚」、「回歸家庭與社區」是長照的核心觀念與價值。隨著高齡化及少子化效益,每個家庭都有可能成為長期照顧家庭。老老照護議題備受關注,許多長輩長期照顧另一半,不堪壓力而萌生不好念頭,釀成遺憾。希望能讓更多未被看見的家庭照顧者獲得支持與協助,也會針對「家中無替代照顧人力者」、「照顧者有自殺意念」及「有家暴情事」等三大類高風險家照者加強轉介,主動介入服務,以減輕照顧者的照顧壓力,預防照顧悲劇,讓家庭照顧者不僅照顧家人也能照顧到自己,形成正向照顧循

環，提升照顧品質。

　　敏惠醫專結合彰化醫院，於建置「二水社區長照示範園區」的努力，深受中華民國社區發展協會謝孟雄理事長的鼓勵與期許，希望透過「建立社區照顧關懷據點」發展社區照護服務，以達成以下目標：促進社區老人身心健康，發揮初級預防照顧功能，建立連續性照顧體系。結合社區民眾擔任志工，發揮社區自助互助照顧功能，並落實在地老化及社區營造精神，建立社區自主運作模式，使得生活照顧及長期照護服務等工作可以就近社區化——由在地人提供在地服務，建立社區照顧自主運作模式，以符合當地居民的生活需求，並將長期照顧制度與社區照顧連結。

　　高齡者社區照顧應以使用者的感受為軸心，透過相關資源相互協調的運作機制，提供完整且連續的服務，滿足高齡者在生活上的需求。因此，據點擔負了提升社區老人生活品質，建構長期照顧體系，以及支持家庭的功能。若能廣佈據點，並將之與建構中的長照體系相互搭配連結，將可有效提升高齡者福祉。

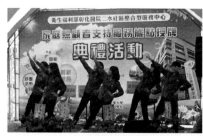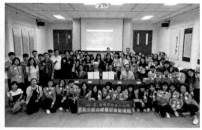

圖12-3（左）　敏惠醫專積極參與彰化醫院推展「家庭照顧者支持服務據點」。
圖12-4（右）　敏惠醫專參與「家庭照顧者支持服務據點」，培育專業人才。

第十三章
二水「社區日照中心」經驗的借鑑

前言

衛生福利部所屬彰化醫院謝文淮院長結合二水鄉鄭蒼陽鄉長，於彰化縣二水鄉設置「社區日照中心」於二〇一七年十月三十一日揭牌營運，二〇一八年三月二十五日迎來中區四縣市醫師公會八十餘位醫界專家共同參與，及四月三十日衛生福利部所屬醫療院所院長的觀摩借鑑。大家對於該中心能結合地方資源，循序漸進，穩健操持，發揮醫療照護功能，立意良善等有極高的評價。

壹、落實醫養合一

根據內政部統計，二〇一八年三月，我國六十五歲以上老年人口占總人口比例達到百分之十四，正式從高齡化社會邁入高齡社會。衛福部預估「長照二.〇」服務對象的長者需求，低推估六十六萬人，高推估七十四萬人；然而依據統計：二〇一七年實際使用長照服務者僅十一萬人，長照服務的拓展顯有相當努力的空間。許多統計發現，超過百分之七十的老人家是有慢性病，養老與醫療息息相關，爰此，「二水日照中心」著眼「醫養合一」的推展。醫

養結合有實際需求，像失智失能的老年人，可結合復健科、神經內科、心理醫師、及營養師的完整照顧，以應社會需求。

　　醫療與照顧在長照體系裡扮演重要的角色，有醫療與安養的支撐，老人家才可在專業團隊照顧下無後顧之憂，完成在地老化、在地生活願望。二水鄉設置「社區日照中心」是從民眾的角度出發，以老人的立場設想，真正符合需求，讓偏鄉長輩，可以在熟悉的社區安居樂業的生活。

　　當人口結構邁向高齡化成為全球趨勢，「醫養合一」成為應對的良方，長期照護需要的關懷與關心，醫療院所及基層醫師則是扮演照護角色，居服單位提供的是生活照顧，兩者可相互合作，為老人提供更完善的生命守護。著眼以「人」為中心，包括營養、復健、居家環境及生活照顧，讓長者得到全方位照護。臺灣很多老人家住在舊公寓，生病到醫院得勞師動眾，「醫養合一」能結合的居家整合醫療服務，從病人需求出發，以團隊合作方式，提供全面及連續的照護，是具有前瞻的發展模式。

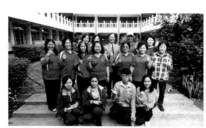 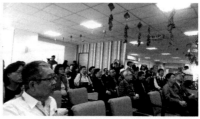

圖13-1（左）　彰化醫院二水日照中心能結合二水家政中心志工，以發揮在地民眾服務在地長者的特色。

圖13-2（右）　彰化醫院謝文淮院長為中部四縣市醫師公會介紹二水日照中心的特色。

貳、推展多元療癒

「療癒」二字源自於日本,在日文中有解除痛苦、傷痛復原的意思。在臺灣,有愈來愈多的療癒服務出現,主要讓消費者體驗,從脫離現實煩雜,和美好觀感融為一體,到回歸自然原始、找回自我,成為療癒的趨勢,多元療癒的做法也正在二水日照中心實施。

一、音樂療癒

音樂療癒於二十世紀七〇年代年代由美國神經科醫師艾伯特(Martin Albert)和語言病理學家斯巴克斯(Robert Sparks)、漢姆(Nancy Helm-Estabrooks)所開展,將音樂融入身體活動,透過靜心冥想、律動呼吸和旋轉的課程,透過體驗營、工作坊、講座,甚至結合芳療、SPA療程的方式,以協助長者舒緩情緒,逐漸體認到音樂的療效。研究顯示,對於因為受傷或是罹患神經系統疾病而失去特定認知能力的患者,音樂能夠幫助他們的大腦改變原本神經迴路,形成新的迴路。無論是受腦中風所苦的病患,或是帕金森氏症、失智症、自閉症患者,音樂治療對他們的復原有所幫助。目前已有以音樂節奏推動帕金森氏症患者的動作,可讓他們在行走的速度、韻律或是步伐長度上,產生改善的效果。二水日照中心結合在地音樂老師及敏惠師生進行音樂唱奏,協助增進長者穩定情緒。藉由音樂不但能陶冶性情,也是一個令人愉悅的療癒方法,長者因此有所獲益。

二、芳香療癒

芳香療癒（Aromatherapy），簡稱芳療，是指藉由芳香植物所萃取出的精油（essential oil）做為媒介，並以按摩、泡澡、薰香等方式經由呼吸道或皮膚吸收進入體內，來達到舒緩精神壓力與增進身體健康的一種自然療法。芳香療癒促進身心健康與平衡，喚醒身體療癒力的自然療法。最大的特色在於，精油不但能透過皮膚吸收來進入血液對身體產生作用，還能夠透過香氣來刺激嗅覺系統，只要聞到舒適的氣味，芳香分子的刺激就能到達腦部的邊緣系統，影響下視丘。下視丘是調整身體機能的中樞，因此香氣能夠引起身體各個器官的本能反應，芳香療法可以預防或健康保健，有助於改善身體的機能，發揮身心靈的影響力。

二水日照中心參酌日本鳥取大學附設醫院浦上克哉教授推動的「運用芳香療法降低失智風險」的作法，結合敏惠醫專師生及植享家芳療企業，針對中心長輩進行系列芳療，並且建置「芳療小棧」以提供完善的療癒。

參、結合社區志工

目前我們社會推展長照的最大問題是人力，政府的政策強調「照護社區化」為了訓練在地照管人員，讓長照能夠在地永續發展，目前臺灣推動長期照顧工作，面臨的最大挑戰，不是政策，不是法案，不是經費，而是人力。因為人力的缺乏，是以進用了二十六萬外籍看護。為了克服這項問題，敏惠醫專本諸半世紀以來，以培育「健康促進，醫療照護」專業人才的辦學特色，自二〇一七年

起開辦「長期照顧與健康促進管理學科」，並與彰化醫院緊密合作。二水社區長照中心目前已有敏惠師生進行專業服務，同時透過學生實習及就業銜接，以利日照中心地持穩發展。

　　長照工作內容專業且具有一定的複雜性，資源系統及人力不足，導致人員流動率偏高，一直是難以突破的困境。願意到偏鄉工作的長照人員本來就少，即便有人，留任又是另一個難題。所以常有「所提供的服務，不足以供應民眾需求。」的狀況。外來照服員對現住民有語言隔閡的溝通困難，甚至因文化敏感度不足，無心之舉卻被誤認為冒犯、不敬等。為了克服這項問題，二水日照中心努力結合在地志工的協助，發揮「服務存摺」的概念，培育志工群對中心長者進行志願服務，除提供長輩更優質的協助外，也藉此促進志工的健康增進。有研究發現，高齡的志工因為群體生活、服務、保持正面心態，及持續學習等因素，好的人際關係跟自己保持正向情緒，得以快樂老化，並有效減少衰老，利己利人。

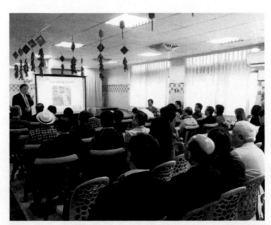

圖13-3　彰化醫院謝文淮院長為中部四縣市醫師公會介紹二水日照中心的特色。

肆、長照示範中心

　　二水日照中心自二〇一七年十月三十一日揭幕啟用，建置多項特色，其目的不僅為彰化二水一地的鄉親提供完備的服務。也深自期許以二水鄉是臺灣省第一位省籍省主席——謝東閔先生的故居，也是我國推動「小康計畫」、「媽媽教室」的發源地，期盼在我國人口結構邁向高齡的時刻，這項追求在地長者得以「安身立命」的社區日照中心，能夠以其經驗及成果推展到全國各地，以嘉惠高齡長輩。

　　根據推估：「長照二.〇計畫」服務人數，將從「長照一.〇計畫」的五十一萬人，增至七十三萬人，成長幅度超過百分之四十。服務對象增加這麼多，以目前的進度與成效，不禁讓人擔心：「如果這七十餘萬人都來申請長照服務，長照能符合每個人的需求嗎？

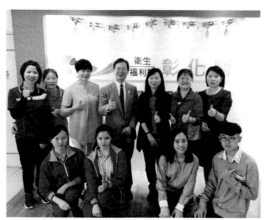

圖13-4　彰化醫院二水日照中心能結合敏惠醫專師生進行志願服務。

他們可以百分之百享受到長照的服務嗎？」根據臺灣的人口結構及發展趨勢，愈屬偏鄉人口老化趨勢愈為明顯，老化海嘯來襲，以後有愈來愈多家庭會面臨同樣問題。人口少的地區通常就是高齡化嚴重，最需要照顧資源介入的偏鄉。加上大部分的青壯年人口在外地工作，家庭照顧人手本來就匱乏，如果照顧據點稀少，只會讓偏鄉長照更雪上加霜！為了盡社會責任，「二水日照中心」提供社區民眾保健照護服務，讓老人可安心在地老化。

結語

一九六〇年代以後，聯合國在第三世界國家大力推動社區發展，社區工作開始被廣泛運用，直至今日，社區為基礎（community-based）的公共服務，已成為當前許多國家社會服務的核心。在全球人口結構隨著預期壽命的普遍增加之際，臺灣高齡趨勢尤其明顯，如果能本諸「老吾老以及人之老」的精神，建置優質的長者社區安養照護機制，並進而將優質經驗推展地世界各地，將是我國在人類導進中的貢獻，意義深長。

第十四章　社區推動長者義齒整復

壹、義齒影響長者健康

　　高齡社會所帶來的照顧問題，政府與民間都責無旁貸，值此政府各項長照政策積極推動之際，學校、民間如何搭配政策著力促進照顧專業的持續精進，以及引領社會整體對於照顧有正確認知，實刻不容緩之事。

　　日本資深牙醫「河原英雄」醫師，六十歲的時候，決定結束在福岡的診所到九州大分縣無牙醫村開立新診所，直到現在已逾八十高齡依舊開診照顧著許多患者。河原英雄為人稱道的不只高超的醫術，還有奉獻自己於無醫村的大愛情懷。緣於在求學期間曾參加口腔醫療服務的志工服務隊，前往沒有牙醫的偏鄉服務，目睹醫療資源的城鄉落差，爰立下志願，要到偏鄉從事口腔醫療與推廣。綜觀各國的發展，長期照顧這門專業的應用科學，其內涵已從原本的失能者生活照顧，延伸至預防失能，以及失能後的能力回復；「以人為本」的價值也從「以個案為中心」，演進至「照顧關係中的平等與互助」。遂將多年的診療所得積極倡議「長者自立支援——義齒整復」。

　　五年前，有感於臺日兩地高齡社會的急速變遷，河原英雄醫師親自帶領日本的牙醫師與牙技師們，來到到臺灣傳遞他的治療理念與技術傳承，期望臺日的牙醫師跟牙技師們都能讓長者擁有一副可以咀嚼的活動假牙。臺灣牙醫師與牙體技術師習得此技術後，由醫

師鄭鴻麟領軍成立「河原英雄之友會」，除了嘉惠會員醫師診所的患者以外，會員們這幾年也積極的參與偏鄉義診，幾年來，足跡踏遍臺灣許多偏遠地區。

許多先進社會皆與我國面對快速高齡趨勢，要解決「健康壽命遠低於預期壽命」這個問題，必須從確認照顧的本質來著手。俗話說，能「吃」就是福！但是，老人經常會出現喝水容易嗆到、食物咀嚼不爛影響消化等吞嚥障礙困擾。能夠吃得飽、吃得好，必須仰賴良好的咀嚼與吞嚥功能。一旦因為疾病或老化等因素造成咀嚼困難或吞嚥障礙時，嚴重者甚至引發吸入性肺炎等重大疾病，將對長輩的生活品質與健康造成極大的損害。

照顧是要支援與協助生活能力缺損的民眾，重新獲得自主的日常生活，讓衰弱、失能邊緣的民眾，避免失能狀況的發生，當「把人照顧到好」後，長期的負擔逐漸減輕，照護工作成就感出現，才能脫離結構性的惡性循環，這就是「自立支援」的理念。

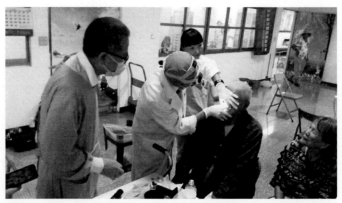

圖14-1　敏惠醫專牙體技術科的師生們，與日本「河原英雄之友會」的牙醫師與牙體技術師，到臺南柳營區重溪社區關懷據點進行義齒義診。

貳、義診活動展現關懷

　　敏惠醫專牙體技術科，與「河原英雄之友會」牙醫師與牙體技術師，為落實中華民國社區發展協會倡議「深耕社區，共好社會」精神。近年來，年年進行偏鄉義診，在學校五十四周年校慶前夕，擇定臺南市柳營區重溪社區舉行假牙義診，義診團隊結合來自日本熊本的研究會負責人元島道信等四名日本牙醫師以自費方式來臺進行技術傳承及指導工作，與在台的河原英雄之友會廿餘位牙醫師及南投牙技師公會林慶茂理事長共同為長者服務，敏惠醫專也遴選一百廿名牙體技術、護理及長照科師生參與，學校也會進行為期一年追蹤，每月為長者口腔衛教，充分展現「專業團隊攜手合作，服務桑梓造福長者。」進而建立社區「自立支援」長照模式，開展系統推廣，以達成長者「口腔保健健康促進」。

　　本次義診活動延續去年，在柳營小腳腿明聖殿，河原英雄之友會的牙醫師與牙體技術師、以及敏惠醫專牙體技術科的師生們，發揮精湛的技術與愛心、耐心，為社區長者調整與清潔全口假牙、活動假牙，為長輩解決多年來假牙裝置不良所帶來的咀嚼、吞嚥等問題。從醫學診療中發現，一旦口腔機能低下，可能會引發各式牙科疾病或攝食障礙，進而影響到營養的攝取，甚至使吞嚥反射變差，增加罹患吸入性肺炎的風險。因此口腔機能的維持，扮演著極為重要的角色。

　　大部分長者經過一連串的調整清潔後，原本只能食用粥類的流質飲食，竟能咀嚼芭樂、蘋果、餅乾等食物。參與醫療義診活動的師生，幫助調整老人家的活動假牙，看到很多老人抱怨假牙不太能

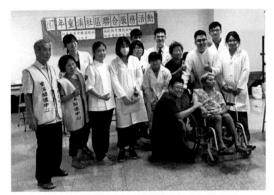

圖14-2　臺南柳營區重溪社區關懷據點義齒義診深受長輩的肯定與好評。

吃,日漸消瘦,精神不濟,經過團隊的技術調整後,煎餅和堅果都可以咬切下去。這個看似簡單的動作,但聽到全口假牙的老人家嘴裡發出咬餅乾的咔滋咔滋聲音,真的令人感動,重新建立用活動假牙吃東西的信心非常重要,意義非凡!同時,經由實證發現:當日常生活能力有顯著的提升,對於因為衰弱造成失能的個案成效更達近八成,在提升失能民眾的生活品質,降低照顧負擔有顯著成效,更有助於延長健康壽命,達成預防與延緩失能的目標,減輕家庭、社會與國家的照顧負擔。

參、發揮健康促進精神

　　河原英雄醫師所倡議的「長者自立支援──義齒整復」,自立支援是日本長期照顧領域成功推行的觀念,透過提升基本照顧,協助長輩提升自主生活能力,是日本面對龐大長期照顧需求的解決方法之一。強調:「有好的咀嚼力,才能澈底吸收食物的營養,也

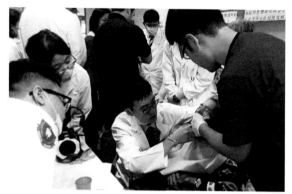

圖14-3　義診發揮「人文關懷，專業服務。」以引導師生
　　　　參與社區長者健康促進，醫療照護的社會責任。

才能強化肌肉。而且透過咀嚼力，也能刺激腦部的正向發展，使人
較有活力並增加生存意志。」「能吃就是福」，「咀嚼幫助大腦活
化」，「牙齒顧得好才能活得又老又好」。自立支援可協助長輩維
持自己的健康，避免失能，自立生活。如此不僅可以維持長者日常
生活的獨立、延緩失能並能替社會減少照顧上成本的支出。

　　一九七四年加拿大衛生福利部部長Marc Lalonde發表「A New
Perspective on the Health of Canadians」，引起世界各國的迴響，紛
紛採用新的健康領域概念，並訂定健康促進政策。在亞洲，日本政
府首先於一九七八年推出國民健康促進運動。到了一九八六年，當
第一屆世界健康促進大會在加拿大渥太華召開時，健康促進運動已
經蔚為成一股不可抗拒的世界潮流。隨著臺灣步入高齡社會，家庭
與社會照顧老人之負擔漸重，自立支援在照顧過程極為重要。

　　敏惠醫專為能發揮「人文關懷，專業服務。」以引導師生參
與社區長者健康促進，醫療照護的社會責任。在義診前進行學習演
練，由受邀的日籍牙醫師元島道信進行專業培訓講習，期間撥放在

日本熊本診療實況，一位八十餘歲的長者現身說法：「原先需要依賴旁人攙扶慢慢走進診所，經過假牙整復，才短短不到幾個月，再次看到爺爺，眼神睜得圓亮、坐得直挺，最後一段影片則進步到不需旁人協助就可以快步行走。」老爺爺吃著蘋果、嚼著口香糖，笑得開懷，不停地向河原英雄道謝並行九十度鞠躬禮。

肆、實踐長者健康老化

　　元島道信以多年行醫實證，好的假牙可讓長者保持活力，讓照顧者更輕鬆，若裝置不當或咬合會痛，除影響進食與營養吸收，也會影響全身肌肉、身體平衡及頭腦清晰度，日本研究有咬合問題長者失智症比例比一般長者高出一點八五倍，日本竹內孝仁教授及河原英雄醫師力推「自立支援牙科學」，透過假牙快速咬合臨床復位調整恢復長者進食能力，甚至改善平衡與走路順暢度，此技術簡單易學，連實習生也可輕易操作，期盼能有更多牙醫師、牙技師學習，共同為高齡長者生活品質努力。

　　由於臺灣社會少子高齡趨勢，老化的速度非常快，偏鄉的高齡化比起都市更加嚴重，如果可以藉由這樣的診療，讓長者重拾咀嚼的樂趣，讓牙醫師跟牙技師所學專業得以發揮與推廣，除讓長者重拾咀嚼功能，恢復健康。也讓學生專業得以發揮。政府正積極推動長照二.〇，這項結合專業醫護團隊及學校師生，深入社區的服務團隊。希望能將醫療資源帶入偏鄉，結合醫院、社區、學校及關懷據點做到醫養合一，提供長者更全面性照護，達到預防與延緩長輩失能目標，也讓學校學生對於未來更有目標，呈現「攜手共進，社會共好。」

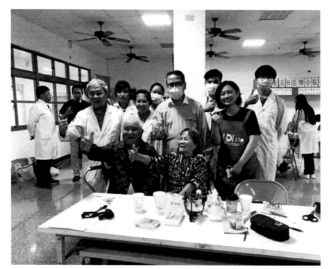

圖14-4　敏惠醫專牙體技術科，與「河原英雄之友會」牙醫師與
　　　　牙體技術師，落實中華民國社區發展協會倡議「深耕社
　　　　區，共好社會」精神。

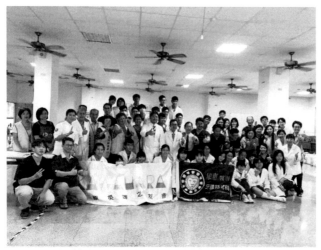

圖14-5　義齒義診活動是希望能將醫療資源帶入偏鄉，結合醫
　　　　院、社區、學校及關懷據點做到醫養合一，提供長者更
　　　　全面性照護，達到預防與延緩長輩失能目標。

第十五章
社區全責式日間照護的推展

壹、全責照護以守護長者健康

　　人口老化是世界趨勢，二〇一八年，臺灣老年人口占總人口比率已超過百分之十四，成為高齡社會，長期照顧成為不可忽視的社會議題。當今醫療技術不斷進步，雖然造就越來越健康的老年生活，但能否享受長壽帶來的美好，實現「健康長壽」的願景，端看各國長照制度如何因應。

　　我國最重要的長照政策當屬二〇〇七年內政部與衛生署共同提出的「長期照顧十年計畫」。長期照顧十年計畫圍繞「社區照顧」概念為核心，積極布建社區照顧服務資源以滿足長照需求。二〇一

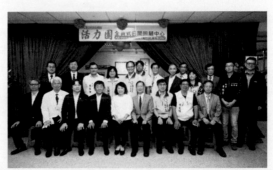

圖15-1　衛福部嘉義醫院積極推展「全責式老年照護計畫」。

六年衛生福利部推出進化版「長期照顧十年計畫二.〇」，首創向前預防和向後延伸的整合性規劃，並將照顧體系的建構列為核心重點，解決高齡化可能帶來的問題如衰弱、失能、失智，提供一條龍式服務，也期望社會各界共同努力下，讓長輩得到最好的照顧，讓年輕人無後顧之憂。

貳、引介國際先進以深耕厚植

「全責式老年照護計畫（Program of All-Inclusive Care for the Elderly，PACE）」，著眼的是「完整照護」，包含了急性醫療、急性後期照護（Post acute care，PAC）、全責性日照中心（Day care center）、養護之家（Assisted living）、護理之家（Nursing home，NH）、居家照護（Home care）。醫院開設全責式老人日間照護中心，結合醫療、照護、復健和教育功能，PACE計畫透過科際整合團隊評估老人的需要，擬定計畫並提供照護，包括預防照護，跨專業的團隊合作照護、周全性的老年醫學評估、功能為導向的復健治療、連續性的醫療照護服務，希望能減少老年病患功能的退化、減少醫源性問題的發生與醫療資源的花費，增進老年病患的滿意度，改善住院的預後，建構無縫式的健康照護服務鏈，並支持家庭的照顧能力。其特色為：

第一，建立優質、平價、普及的長期照顧服務體系，在地老化，提供從支持家庭、居家、社區到機構式照顧的多元連續服務，建立關懷社區，期能提升失能者與照顧者的生活品質。

第二，向前端優化初級預防功能，銜接預防保健、活力老化、減緩失能，促進老人健康福祉，提升健康品質。

第三，向後端提供多目標社區式支持服務，轉銜在宅臨終安寧照顧，減輕家屬照顧壓力，減少長期照顧負擔。

敏惠醫專參與衛生福利部屬嘉義醫院新開辦的「活力園全責式日間照顧中心」於二〇一九年十一月四日揭牌啟用，由嘉義市長黃敏惠、衛生福利部部長陳時中、嘉義醫院院長黃元德等貴賓共同揭牌，現場各醫院代表、地方耆老匯聚，一同見證嘉義醫院的新里程碑。全責式老人照護收置的個案是以容易出現活動能力差、認知功能退化、社交功能退縮等情形，因此照護活動環境需備有舒適、安全、寬敞空間，且具有復健功能及簡易醫療護理處置的設施。因此，選定環境以兼具功能性空間及營造「家」的氛圍為目標，包含：建構舒適的午休室，建立居家設備及多功能無障礙空間，無障礙浴廁、多功能復健及生活起居廳、無障礙護理櫃臺、多樣輔具、深具復健室展延至居家生活空間的整體規劃與巧妙安排等。提供多項復健輔具器材及健身設備、及周全的醫療照護儀器設備、減少阻礙活動，打造人性化無障礙空間……等，以維護長者舒適、安全及協助個案功能恢復，以回歸家庭及社區，延緩機構化為目標。

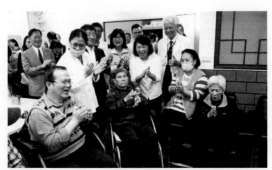

圖15-2　「全責式老年照護計畫」提供長者周延照護服務，深受肯定。

參、醫護跨域整合以周延照顧

　　照顧長輩最辛苦的莫過於龐大的照顧壓力，照顧者必須面對親人生理上的轉變，還要梳理可能被打亂的生活。「全責式日間照護中心」適合醫療需求高，病情複雜、照護計畫需要多項專業整合的長期照護個案與其家庭，不論是剛出院的、功能急劇下降的、或是期盼有功能回復機會的個案，都可到該中心作進一步的評估與擬定照顧計畫，長者白天到中心接受醫療、安養、照護、復健合一的全責式照護，夜間即可返家享天倫之樂。

　　嘉義醫院活力園全責式日間照顧中心是依「全方位老年照護計畫」的規畫模式，提供了專屬的家醫科及復健科醫療服務、護理、照顧服務、營養、特殊飲食、認知課程、生活自立計畫、社會福利評估與轉介及體適能等服務。長者至日照中心參與身體、腦力活化活動課程，不僅能促進長者的社會參與，也讓長者獲得更舒適安全的照顧，以提供其他家人的喘息機會，幫助重度失能老人留住社區的照護模式。強調：妥善照顧、醫療支援、前瞻保健！透過完整的個案健康管理，讓收住的老人在日間照護中心可以：「**有病治病、復健調理；沒病養生、預防強身！**」

　　「全責式老年照護計畫」，為有效延緩長輩失能，並減輕家屬負擔，依照深耕長期照護發展方向建置日照中心，其特色為「一條龍服務」模式，規劃長輩從「居家──社區──門診──住院──出院」銜接長照的完整服務，透過個案健康管理，讓長輩在日間照顧中心可以有健康促進、預防保健活動，為高風險長輩提供醫療照護；運用「全責式」的概念，結合醫院跨團隊職類，提供全人照護

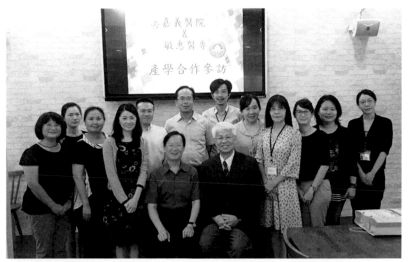

圖15-3　敏惠醫專參與嘉義醫院「全責式老年照護計畫」，培育專業人才。

與關懷，設計多元活動與復健計畫，活化長輩身心機能，減緩退化速度，透過完整的個案健康管理服務讓長者在日照中心可以健康與樂活。

肆、結合人才培育以落實實踐

　　「全責式日照中心（PACE）」強調長輩從「居家、社區、門診、住院到出院後」完整的抗衰弱服務，上游銜接醫學中心、下游更串連衛生所、社區醫療、居家醫療。對於急性後照護或失智失能，醫療適時介入照護，能讓復健效果更好，辦理有醫療功能日照中心，以研究、教學和建立創新模式為主，不同於一般醫療院所。著眼提前到前段的健康提升與健康篩檢，找出衰弱的潛在人群，轉介至抗衰弱整合門診，並根據其原因給予介入處理措施，才能真正

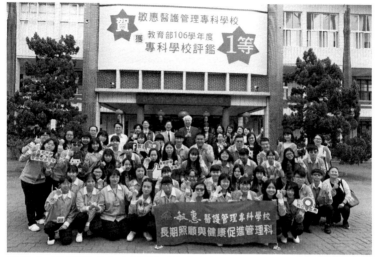

圖15-4　敏惠醫專參與嘉義醫院「全責式老年照護計畫」，培育專業人才。

預防及延緩老人後續失智與失能的問題。在門診有抗衰弱中心及整合門診服務，在社區提供民眾衛生教育、長照及居家醫療服務，在住院部分有急性後期照顧病房、住院共照團隊及出院準備服務計畫；出院後有出院準備銜接長照社區整體服務計畫及居家醫療照顧等服務。長照不只在醫院，也能走進社區日照駐點或巡迴醫療，讓長輩在日照中心健康樂活。

　　該日間照顧中心運用PACE概念，結合醫院跨團隊職類規劃服務模式，以提供全責式服務。為了服務在地社區民眾，敏惠醫專積極培育長期照護及健康促進專業人才，經由實習、就業無縫對接嘉義醫院全責式老人日間照顧中心，使青年學子經由臨床工作熟悉如何透過醫療支援、妥善照顧、前瞻保健，提供完整個案健康管理充分照護在地長輩。

第三篇

社區照護

第十六章　二水「健康加油站」揭牌

壹、緬懷先賢

　　實踐大學創辦人謝東閔先生於主持臺灣省政建設時，積極推展「小康計畫」，以落實我國「格致誠正，修齊治平」的為政之道，成為我國社會建設的標竿。秉諸「社區發展」、「飲水思源」的理念，一九七二年十二月二十六日，為造福桑梓，提高鄉親生活品質，推展倫理教育，強化家庭功能，以加速達成禮儀之鄉，謝前副總統於二水故居設立家政推廣實驗中心。該中心本於「家齊後而國治」，特別推展「媽媽教室」及「社區建設」工作，並經由培訓中小學教師作為社區推展的種子教師，共同致力於「婦女家政教育」，促成民眾安居樂業，以帶動我國達到「除貧扶弱」邁向小康社會，並為社會的現代化奠定深厚基石，績效足資翹楚，引為開發中國家建設的模範。

貳、繼志承業

　　二水家政中心對社區的經營墾拓經年有成有目共睹，多年來在實踐大學謝孟雄董事長及總統府林澄枝資政的支持及指導下，陸續推動社區服務不遺餘力，貢獻良多，並與時俱進，受到在地民眾的高度肯定，成為偏鄉社會的文教中心。盱衡當臺灣社會快速邁入人口高齡化的人口結構，及社區長輩對健康促進的需求，進一步將二

水家政中心的服務焦點聚集於高齡長者的「健康促進活動」，以發揮「老吾老以及人之老」精神。尤以國人目前平均餘命已超過八十歲，但根據衛生福利部統計：健康餘命僅七十一歲；換言之，多數長者處在「壽命延長但健康並無增進」，最後十年多處於疾病或失能狀態，嚴重影響個人及家庭生活，全國醫療資源有百分之四十是運用在百分之十四的高齡者。致使「健康促進，長者照顧」成為社會共同關注的議題。研究顯示：失能者愈仰賴照顧，就更加失能，如透過：健康促進、職能治療、物理治療、護理保健等多方專業介入，失能者或衰老者能夠恢復生活功能，進而減少被照顧的頻率與時數，進而達到「活躍老化」的目的。

根據專業分析，老年人若不運動或有運動障礙，更容易老化、失智，即便平常工作辛勤，仍需撥出時間進行健康運動。許多老人擔心麻煩子女，選擇獨居，減少社會連結，反而容易失智、增加死亡率。老人照顧最大問題為「城鄉差距」、「資源缺乏」；現行照顧模式未考慮可近性、可及性，老人照顧常為家庭的困擾，不少子女本身就是需要被照顧的對象，卻還得照顧老爸爸、老媽媽，出現「雙重老化」現象。為了發揮「社區健康促進」的社會教育功能，二水家政中心積極結合敏惠醫護管理專科學校專業師資團隊，於二水家政中心開設「健康促進講座」，「中醫經絡理療」，「疾病與療癒」，「養生與保健」等課程，運用預防醫學，健康促進以利長者健康，以期長者「多用保健，少用健保」，深受長輩肯定喜愛，吸引著來自於二水、田中、社頭、和美、田尾、秀水等鄉鎮，高達一千餘位長者的參與，達到終身學習與健康活力的目標，成為高齡社會中健康養生的社區。

參、造福桑梓

　　相較於彰化的相關鄉鎮，二水鄉醫療資源較為匱乏，二水鄉親在醫療需求上多仰賴二水鄉衛生所，若屬重大傷病多須遠赴市區醫療院所，不僅因交通運輸較為困難，甚至造成延誤治療時機，形成痼疾，影響生活品質。為了善盡「活躍老化，健康老化」的社會關懷，提供社區推展借鑑，二水家政中心羅素卿主任以多年參與社區服務的熱情，在謝孟雄董事長的指導下，積極結合衛生福利部彰化醫院謝文淮院長與敏惠醫專葉至誠校長等專業團體的力量，共同倡議推動「社區長期照護示範中心」，以期落實我國禮運大同篇所揭示「幼有所長，壯有所用，老有所終，鰥寡孤獨廢疾者皆有所養。」使社區成為民眾安居樂業之所。衛福部彰化醫院在二水家政中心設立「健康加油站」，安排護理人員進駐，幫民眾量血壓、血糖及醫護專業諮詢，希望以公立醫院的力量，逐步提升二水的醫療資源，建立二水為老人長照的示範點。

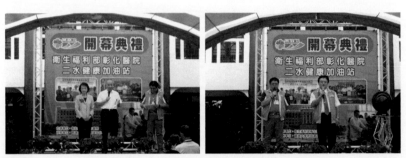

圖16-1（左）　謝孟雄董事長偕林澄枝資政參加二水健康加油站向二水鄉親致意問候。

圖16-2（右）　彰化醫院謝文淮院長主持二水健康加油站活動。

　　彰化醫院隸屬衛生福利部在謝文淮院長的主持下卓然有成，更積極發揮公立醫療院所的特質，針對社會民眾需要，因應政府推展長期照顧的政策方向，為達到「一鄉鎮一日照」對長者的健康醫療照護，特別將醫護資源帶到二水鄉。這項創新性的服務，實係有鑑於謝前副總統東閔先生因回饋地方創設立二水家政中心，成為二水鄉長輩一個活到老、學到老的好處所，而彰化醫院進駐設立二水健康加油站，醫院進入社區，對長者的照護將更完善。

　　目前臺灣老人平均臥床時間為七年，北歐等國家平均為兩年，政府希望藉由推展「長期照顧第二期十年計畫」能夠有效改善。隨著我們社會對長照需求日益迫切，民眾普遍希望增加照顧能量，偏鄉資源短缺問題也希望能在彰化二水「社區長期照護示範中心」中得到有效的對應之道，透過健康促進的軟硬體設備，提升照顧長者健康的積極作為，讓長照於社區的建構更為周延落實。健康加油站是彰化醫院在二水鄉社區服務的第一步，接下來還有老人日照中心的設立，也將與二水衛生所合作社區醫療，達成活絡二水鄉的醫療網絡。

肆、邁向至善

　　「二水健康加油站」揭幕當天，彰化醫院在會場設立癌症篩檢、健康促進等關懷活動，並以闖關遊戲方式，舉行單腳站立及大聲公等競賽，參賽的長者專注參與，效果十足；單腳站立競賽時，長者不服老，單腳撐得面紅耳赤，寓教於樂。中午，家政中心發動志工的巧手在現場舉辦健康餐會，老人家在「均衡營養，健康保養」的活動，提前度過快樂、健康的重陽節。

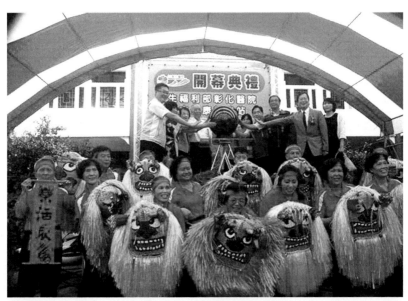

圖16-3　二水健康加油站在結合各界資源與參與隆重揭幕。

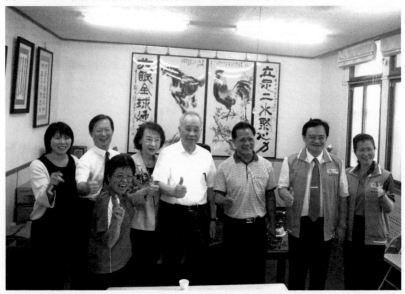

圖16-4　彰化醫院、二水鄉公所與二水家政中心共同促成「社區長期照顧示範中心」的推展。

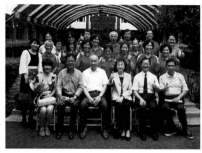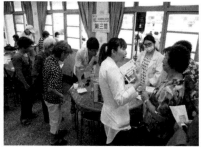

圖16-5（左）　二水家政中心志工及地方人士積極參與「社區長期照顧示範中心」
　　　　　　　的推展。
圖16-6（右）　二水健康加油站深受地方民眾肯定與喜愛。

　　隨著高齡化現象日益明顯，社會大眾普遍有建立一個「長者安居樂齡生活」的期待。彰化二水「社區長期照護示範中心」的推動，以協助長者維持活絡的身心機能、樂活養生，能夠開創身心愉悅的老年生活，創造生命的另一個高峰。參與「二水健康加油站」剪綵與揭牌的實踐大學謝孟雄董事長，除代表二水鄉親表達對彰化醫院謝文淮院長及醫護團隊，積極投入二水社區長期照顧示範中心的諸多建設表達衷心感謝外，因謝董事長長期主持中華民國社區發展協會，期盼這項來自於社區積極結合醫療院所、地方政府、專業學府等資源的「自助人助，自立利他」作為，能夠廣泛的推廣至全國各社區，成為政府面對人口老化推展長期照顧工作的典範模式，以促進臺灣社會充分實踐「健康長者，活躍老化」的目標，成為全球在邁向高齡化趨勢時健康照護的示範基地。

第十七章
推動偏鄉義齒整復見證仁心仁術

壹、發揮健康促進醫療照護人才培育

「在別人的需要看到自己的責任，在別人的成長看到自己的奉獻。」這是一種情操，也是一種價值，以期「和合共好」。

敏惠醫護管理專科學校建校逾半世紀餘，以培育「健康促進療照護」專業人才為己志，作為一所技專校院強調「學校為學生而辦，學生為學習而來。」是敏惠醫專五十四年辦學的宗旨。爰此，依據專業的發展及社會的需求於二〇〇六年成立「牙體技術科」。

「牙體技術師」是目前為除牙醫師外於口腔醫學領域，唯二的國家級醫事專業證照。近年來，搭配培育全方位、多功能的照護人才，積極引進長者義齒整復，以利長者得以恢復咀嚼能力，增進健康，提升生活品質。綜觀各國的發展，「健康促進，醫療照護」這門專業的應用科學，其內涵已從原本的失能者生活照顧，延伸至預防失能，以及失能後的能力回復；「以人為本」的價值也從「以個案為中心」，演進至「照顧關係中的平等與互助」。

許多先進社會皆與我國面對快速高齡趨勢，要解決「健康壽命遠低於預期壽命」這個問題，必須從確認照顧的本質來著手。在專業教育中，充分發揮並積極展現：

「人文關懷──高齡社會所帶來的長者照顧問題，政府與民間

　　　　都責無旁貸。」

　　「**專業前瞻**——學校、民間如何搭配政策，著力促進照顧專業
　　　　的持續精進。」

　　「**國際視野**——借鑑國際，引進優質，引領社會整體對於照顧
　　　　有正確認知。」

的辦學理念，展現專業領域對社會的價值。

貳、引介長者義齒整復自立支援系統

　　俗話說，「民以食為天」！但是，老人經常會出現喝水容易
嗆到、食物咀嚼不爛影響消化等吞嚥障礙困擾。能夠吃得飽、吃得
好，必須仰賴良好的咀嚼與吞嚥功能。一旦因為疾病或老化等因素
造成咀嚼困難或吞嚥障礙時，嚴重者甚至引發吸入性肺炎等重大疾
病，將對長輩的生活品質與健康造成極大的損害。

　　日本「河原英雄」醫師，六十歲的時候，決定結束在福岡的診
所到九州大分縣無牙醫村開立新診所，直到現在已逾八十高齡依舊
開診照顧著許多患者。河原英雄為人稱道的不只高超的醫術，還有
奉獻自己於無醫村的大愛情懷，遂將多年的診療所得積極倡議「長
者自立支援——義齒整復」。

　　「長者自立支援——義齒整復」為河原英雄及竹內孝仁等醫
師所倡議的，成為日本長期照顧領域成功推行的觀念，透過提升基
本照顧，協助長輩提升自主生活能力，是日本面對龐大長期照顧需
求的解決方法之一。強調：「有好的咀嚼力，才能澈底吸收食物的
營養，也才能強化肌肉。而且透過咀嚼力，也能刺激腦部的正向發
展，使人較有活力並增加生存意志。」「能吃就是福」，「咀嚼幫

助大腦活化」,「牙齒顧得好才能活得又老又好」。自立支援可協助長輩維持自己的健康,避免失能,自立生活。如此不僅可以維持長者日常生活的獨立、延緩失能並能替社會減少照顧上成本的支出。

響應林崇民醫師所倡議「〇到一〇〇歲都需要的咀嚼力」的敏惠醫專除了成立「長者咀嚼吞嚥暨口腔保健中心」,積極響應這項前瞻的專業人才培育,不僅選派牙技科專業教師赴日本福岡學習,

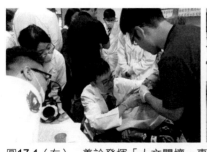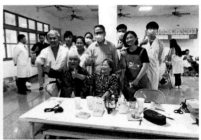

圖17-1(左)　義診發揮「人文關懷,專業服務。」以引導師生參與社區長者健康促進,醫療照護的社會責任。

圖17-2(右)　敏惠醫專牙體技術科,與「河原英雄之友會」牙醫師與牙體技術師,落實「深耕社區,共好社會」精神。

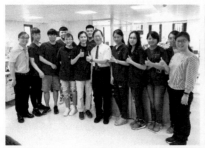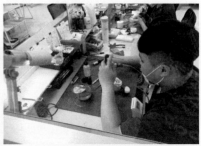

圖17-3(左)　敏惠醫專與益盛牙技所緊密合作培育優秀牙技師,107年有超過10位應屆畢業同學於取得專業證照後隨即加入益盛團隊,表現深受肯定。

圖17-4(右)　益盛牙技所與敏惠醫專緊密合作,採取訂製型專業人才培育計畫,讓青年學子有未來,專業有發展,發揮「為專業育人才,為人才謀未來」。

並年年號召師生參加在偏鄉的義診活動。因為根據臨床當失去牙齒而無法好好咀嚼的人，容易出現身體不適，如常見的耳鳴、肩膀痠痛和失眠。老人家若能利用假牙好好咀嚼，不僅能活化大腦，更能減少生命中不健康的日子，打造可以歡笑、可以咬合，提高老人咀嚼機能，縮短不健康的壽命，讓老人活得久、活得健康，邁向健口長壽的活力人生。

參、偏鄉義診展現仁心仁術關懷長者

　　照顧是要支援與協助生活能力缺損的民眾，重新獲得自主的日常生活，讓衰弱、失能邊緣的民眾，避免失能狀況的發生，當「把人照顧到好」後，長期的負擔逐漸減輕，照護工作成就感出現，才能脫離結構性的惡性循環，這就是自立支援照顧的價值與作法，透過基本照顧的提升，協助長輩提升自主生活，參照日本長照機構的照護理念，是一種強調「活出自主與尊嚴的老人照護模式」。

　　敏惠醫專在參與偏鄉社區長輩義診的過程，遴選一百廿名牙體技術、護理及長照科師生參與，希望透過恢復長者的獨立自主能力，為長者口腔衛教，不僅讓長輩能維持自主用餐，也協助長輩提升自主生活能力，降低照顧者的長期負擔。同時學校進行常態追蹤，在服務的過程充分展現「專業團隊攜手合作，服務桑梓造福長者。」進而建立社區「自立支援」長照模式，開展系統推廣，以達成長者「口腔保健及健康促進」，更有助於延長健康壽命，達成預防與延緩失能的目標，減輕家庭、社會與國家的照顧負擔。

　　「偏鄉社區長者義齒整護」活動推動者鄭鴻麟醫師，受日本資深牙醫師河原英雄啟發，有感於臺灣與日本在邁入高齡社會後

的變遷，期盼提升長者口腔保健及咀嚼吞嚥能力，接受林崇民醫師的邀請，多年前帶領日本牙醫師與牙技師來台傳遞治療理念與技術傳承。隨後由林崇民醫師發起，一同創辦「臺灣河原英雄之友會」，將河原英雄的理念與技術在臺灣傳承下去。近幾年積極與大專院校合作，除了實際到鄉義診，也讓學生透過義診，從而學習到相關技術。二○一八年在敏惠醫專的邀請下，由臺灣與日本牙醫師一同前往臺南柳營重溪社區假牙義診，除了進行基本的口腔健康評估，也協助活動假牙調整，改善咬合緊密度，大幅提升咀嚼能力。同時這也是河原英雄之友會連續三年到臺南柳營進行義診的服務。

「臺灣河原英雄之友會」，目前成員有千人進行偏鄉義診，足跡遍及南投信義、新竹尖石、屏東潮州、嘉義鹿草及臺南柳營等地區。經過這幾年義診的經驗與觀察，大部分的長輩在假牙調整後，原本只能吃軟質食物的假牙，也能咬嚼蘋果、餅乾、花生等食物，可以咬嚼的假牙讓讓長輩重拾飲食的樂趣，提升進食的動機，也可以嘗試不同的食物，增加了營養。在長輩可以自在咬嚼而展現

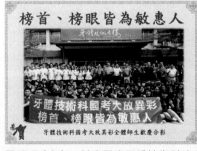 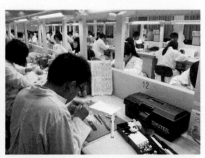

圖17-5（左）　敏惠醫專牙體技術科培育專業優秀人才不遺餘力，深受肯定。
圖17-6（右）　敏惠醫專牙體技術科與專業機構進行人才聯合培育，發揮技職教育價值。

的笑容，是對現場所有的醫師、牙技師、學生、照護者最溫暖的回饋。

肆、實踐健康老化發揮健康促進作為

敏惠醫專為能發揮「人文關懷，專業服務。」以引導師生參與社區長者健康促進，醫療照護的社會責任。在義診前進行學習演練，專業培訓講習，近年邀請「河原英雄之友會」團隊，結合敏惠牙體技術學科的師生辦理假牙義診，在柳營重溪社區服務近百位長者，透過這些善心醫師們的協助，社區長輩的假牙功能可以提升，也有助於改善長期無法咬嚼的狀況，對於日常生活的飲食上也更有尊嚴。

隨著臺灣社會人口結構快速高齡發展，「多職種合作」是未來照護長者的趨勢，在義診的過程中，牙醫師可與牙技、護理、長建各個專科合作，為長輩提供服務，學生也可從中學習，對未來的發展方向有更明確的掌握。近年在政府長照二.〇的推展下，各地長照機構拓展，在宅醫療與居家照護、照顧與復能也開枝散葉。「河原英雄之友會」在基本照顧下，強調可以咬嚼的活動假牙，能為長輩帶來改變，提升長者信心，期待這樣多職種的合作模式提供更全面性高齡照護，為社區長者調整與清潔全口及活動假牙，解決假牙裝置不良帶來的咀嚼及吞嚥等問題效果甚佳，期待達到預防與延緩失能。

臺灣邁入高齡社會，長者裝置全口假牙比率高，但如假牙裝置不良，不只影響營養吸收與健康，甚至會影響頭腦清晰度及身體平衡，牙醫師、牙技師為社區長者假牙義診，進行咬合調整，經現場

協助調整及測試，原只能吃流質食物的長者可以嘗試咬合芭樂、蘋果及餅乾等硬質食物，開心的不敢相信。

臺灣人口老化速度快，偏鄉高齡化比都市嚴重，許多長者都有假牙問題，好的假牙可讓長者保持活力，讓照顧者更輕鬆，若裝置不當或咬合會痛，除影響進食與營養吸收，也會影響全身肌肉、身體平衡及頭腦清晰度，日本研究有咬合問題長者失智症比例比一般長者高出一點八五倍，日本竹內孝仁及河原英雄醫師力推「自立支援牙科學」，透過假牙快速咬合臨床復位調整恢復長者進食能力，甚至改善平衡與走路順暢度，此技術簡單易學，連實習生也可輕易操作，期盼臺灣能有更多牙醫師學習，共同為高齡長者生活品質努力。

結語

敏惠醫專邀請台日牙醫師為社區長者改善假牙問題，裨益提升生活品質。義診過程中讓參與者充分體會到牙體技術師與牙醫是照顧患者口腔健康的夥伴，此次邀台日牙醫師義診，除讓長者重拾咀嚼樂趣，也讓學生專業得以發揮，學校也會進行為期一年追蹤，每月為長者口腔衛教。政府正積極推動長照二.○，希望能將醫療資源帶入偏鄉，結合醫院、社區、學校及關懷據點做到醫養合一，提供長者更全面性照護，達到預防與緩長輩長輩失能目標。

第十八章
長者口腔保健在社區長照的推展

壹、推動緣起

　　隨著社會越來越高齡化，老年人口的口腔保健也越形重要。口腔健康是我們全身健康的重要組成部分，口腔健康直接或間接影響到全身健康。俗話說得好：病從口入。口腔是呼吸道、消化道的入口，具有咀嚼，吞嚥，語言表情等重要的生理功能。牙齒是消化系統的一部分，負責所有食物的研磨工作，把食物磨細了對後續消化道的消化和吸收工作會越有效率，破壞牙齒硬組織和牙齒周圍支持組織，一旦形成了齲病或牙周病，除了會影響正常的咀嚼、言語、吞嚥、美觀等功能外，還會引起社交困難、心理障礙等問題。

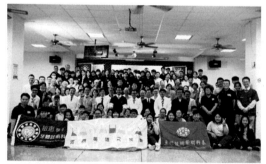

圖18-1　敏惠醫專與河源英雄之友會在臺南柳營重溪
　　　　社區的義診服務。

關於口腔健康，世界衛生組織還於二十一世紀初提出了「八十／二十計畫」，即八十歲的老人至少應有二十顆功能牙。每個人有三十二顆恆牙，真正行使功能的牙齒是二十八顆。脫落一兩顆牙齒還不會影響全身健康，如果牙齒逐漸脫落剩下不到二十顆，那麼身體多個系統功能都會受影響。因為牙齒少於二十顆時，食物得不到充分咀嚼就會影響消化功能，另外牙齒還是體內重要的平衡器官，牙齒少於二十顆時平衡機能受到影響，容易出現活動失誤、摔倒等現象。口腔問題可能會導致或加劇一些全身性疾病的發生，齲齒更是已經被世界衛生組織列為繼心腦血管疾病、癌症後的第三大慢性非傳染性疾病，對我們人體危害是極大的。

貳、實施借鑑

現代醫學研究證明，口腔疾病不但可以引起頭痛、潰瘍、咽喉炎，扁桃體炎、肺炎、支氣管炎等一些常見的疾病，而且還可以引起慢性腸炎，腸結核等胃腸消化系統疾病以及糖尿病、風濕性心臟病、心肌炎、心內膜炎、腎炎、關節炎、敗血症等很多並不常見的一些全身性疾病。日本河原英雄醫師倡議的「義齒整復」的目的就在於通過延長牙齒的壽命來保證健康和提高生命質量。積極的口腔照顧預防疾病，投入預防工作遠比治療更實在。

日本國際醫療福祉大學教授竹內孝仁推動「生活自立支援理論」，建議照護機構及病患家屬務必從「掌握水分、營養、排便、運動四個重點，半數以上失智症狀可有效改善」，根據竹內教授二〇一九年十月三十一日受邀至臺北醫學大學的專題講座中強調，「長者義齒整復及口腔保健」亦是「生活自立支援」的關鍵作為，

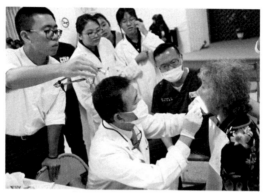

圖18-2　鄭鴻麟醫師在社區義診與口腔保健活動讓長者恢復飲食健康。

牙齒的健康對老年人吸收營養來說是非常重要的課題。

　　觀摩日本應對長照專業強調須落實口腔保健，協助長者定期清理口腔，甚至備餐方式也會考量到口腔健康及營養吸收的需求。相較我們社會實況許多專業照顧者並不具有口腔照顧素養，口腔照顧尚未到位。借鑒日本，針對長者的口腔照顧設有專門的口衛師，積極培養專業照顧者投入失能者的口腔保健訓練。展望未來，長者的口腔照顧需求必然增加；爰此，要同步培養長照專業人員的口腔保健知能，唯有同時重視制度和人員素質，才能提升照護品質。

參、活動特色

　　敏惠醫專因設有牙體技術學科，屬於口腔醫學的主要一環，在林崇民、鄭鴻麟等醫師的引介與協助下結識河原英雄醫師，推崇這些醫師的仁心仁術，擁有非常高超的義齒整復技術，本於仁厚的醫德到九州大分縣無牙醫村開立新診所照顧患者，週末假日傳授技術

給各地牙醫，希望有更多牙醫和牙技師能一起攜手努力，讓長輩擁有合宜舒適的假牙。

一、引介國際

多年來，在「臺灣河原英雄之友會」的邀請還帶著日本牙醫來臺灣無償傳遞理念和修復技術，連機票住宿都是自費。相信「有好的咀嚼力，才能澈底吸收食物營養，也才能強化肌肉。而且，透過咀嚼力，也能刺激腦部的正向發展，使人較有活力，並增強生存意志。」親自指導簡易全口假牙的製作，完全不藏私，發揮「醫者仁心」大愛精神。

二、青年參與

敏惠醫專集結牙體技術、護理及長照科師生與臺灣和日本牙醫師、牙技師們攜手合作至偏鄉義診；學生負責陪伴長輩、口腔衛教、記錄其咀嚼情況，學生透過義診，從而學習到相關技術。專業醫療團隊細緻的修復義齒，讓長輩恢復咀嚼力、咬合力，能吃自己想吃的東西，能說自己想說的話，長輩就在現場看見修復的歷程，陪伴的學生也見證醫技的奇蹟。在長輩可以自在咬嚼而展現的笑容，是對現場所有的醫師、牙技師、學生、照護者最溫暖的回饋，學生從中學習，對志業的發展有更明確的掌握。

三、預防醫學

文獻證實，挾取食物以口唇進食，運用下顎運動讓牙齒舌頭和口腔肌群的協調來咀嚼，以及吞嚥的動作均會刺激腦部血液循環與反射，同時鍛鍊顏面頸部肌肉，可預防失智症；且心臟疾患、吸入

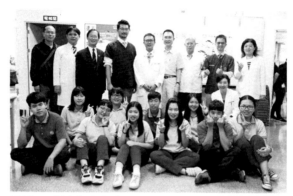

圖18-3　敏惠師生在「河原英雄之友會」的倡議活動中參
與社區長者口腔保健活動收穫滿滿。

性肺炎、類風濕性症候群、自體免疫的疾病、糖尿病等，都與口腔
衛生不良及牙周病病原菌有絕對的關聯。因此日本在執行長期照顧
的服務中就包含提供口腔肌肉的機能及咀嚼訓練。

　　在課程中，融入咀嚼吞嚥相關課程，讓學生具備口腔照護、
咀嚼障礙評估、口腔疾病照護等能力。經過這幾年義診的經驗與觀
察，大部分的長輩在假牙調整後，原本只能吃軟質食物的假牙，也
能咬嚼蘋果、餅乾、花生等食物，可以咬嚼的假牙讓讓長輩重拾飲
食的樂趣，提升進食的動機，也可以嘗試不同的食物，讓長輩脫離
「三管」，增加了營養，增進了健康，回歸正常生活達到「尊嚴老
化」的人生目標。

四、居家醫療

　　因應目前人口老化、平均餘命延長的社會現況，預防照護需求
逐漸增多，咀嚼吞嚥障礙，對許多長輩影響非常大，往往造成長輩
健康受到傷害，敏惠醫專多年在柳營社區與日本河原英雄醫師、臺

灣河原英雄之友會許多牙醫師及敏惠牙體技術科師生，共同辦理高齡者「牙齒咬合矯正」義診，讓許多長輩重拾牙齒咀嚼的快樂，從活動中體認咀嚼吞嚥與口腔保健對長輩是非常重要的。且為提升照顧者生活品質，共同發展及推動高齡者咀嚼吞嚥及口腔保健能力的健康促進，共同將實證照護轉譯並落實應用至照護場域，如：長照機構、社區日照。

五、跨域人才

　　衛生福利部的國民口腔健康促進計畫（二〇一七～二〇二一年）報告書中指出，口腔衛生服務應與長期照顧及醫療照護結合，方可實踐提升國民整體健康的目標。口腔疾病和全身健康息息相關，如牙周病以及糖尿病具雙向關聯、口內牙齒數目與罹患失智症的風險成反比等，也因此口腔問題不應被視為局部小問題。在臺灣邁入「高齡社會」的同時，包含口腔照護等整合性照護更是迫在眉睫；因此在擬定整體健康促進相關政策時，口腔健康議題勢必納入考量。而實務工作上要幫助老人維持及提升咀嚼力，不只是靠牙醫師幫忙，也要其他醫師、護理師、牙體技術師、長期照顧專業人員及其他口腔照護人員參與，高齡社會需要的是口腔照護團隊，絕對沒辦法由單一科別專業來負責。「多職種合作」是高齡社會的趨勢，在義診的過程中，牙醫師可與牙技、護理、長照各個專科合作，為長輩提供服務。

肆、推展願景

　　敏惠醫專以培育「健康促進，醫療照護」專業人才為職志，

結合中華民國社區發展協會，長照人才品管學會及河原英雄之友會等專業團體，應許未來能夠因應高齡社會的來臨及提升高齡族群咀嚼力，並結合牙體技術、長期照顧、護理等專業人才，提供培訓課程，配合設置仿真人體咽喉模型教學設備的多功能示範教室及實作教室，提供完整的跨科系人才培育。

　　在偏鄉義診過程，參與師生所獲得的啟迪：不只是好技術，還有理念、目標與願景。透過義診服務，觀察長輩飲食習慣是否改變、是否更加自主自立、就醫品質是否獲得改善。讓服務能周延完善回應長輩需求，促進在地老化、健康老化。義診服務成為具備愛與關懷的專業人才，在別人的需要裡看見自己的責任，在別人的成長裡看見自己的付出，敦厚心靈、專業投入、服務社群。

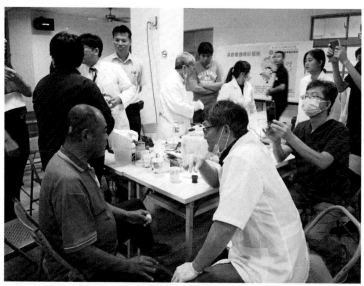

圖18-4　社區口腔保健活動對健康促進受到長者高度肯定。

第十九章
社區推展長者咀嚼力促進的作為

壹、咀嚼力的重要性

　　根據國健署調查，平均每四名六十五歲以上老人中，有一人是「無齒之徒」，全口無牙率高達26.1%，比美國的20.5%、新加坡的21%還高，而且女性（29.2%）比男性還高（23.1%）。至於剩餘牙齒顆數，男性平均為十六顆、女性十五顆。此外，有超過六成的老人裝假牙，僅一成的老人半年定期到診所洗牙、近半老人是為了做假牙或補假牙才看牙醫。

　　臺灣的中老年人缺牙的狀況在先進國家裡是比較嚴重的，一旦口腔機能低下，可能就會引發各式牙科疾病或攝食障礙，造成咀嚼困難，相對地食物種類的選擇也會受限，進而影響到營養的攝取，甚至使吞嚥反射變差，食物攪打成流質狀（全流飲食）供長者食用。喝液狀食物會嗆咳或嚥下含菌量極高的濃痰而造成老人吸入性肺炎，使得晚年經常入院、出院以終。因此口腔機能的維持，扮演著極為重要的角色。

　　世界衛生組織提出「八〇／二〇計畫」—希望八十歲的老人至少保存二十顆能夠正常咀嚼、保證生理需要的功能牙，以維持最基本的口腔功能狀態，或通過最低限度的修復，儘可能維護口腔功能，有助提高老年人的生活質量。有鑑於此，中華民國社區發展協

會結合長照人才品管學會及相關學校、專業團體共同推動「長者咀嚼力促進」，已悄然於偏鄉社區中開展。

貳、長者咀嚼力促進

口腔是人體重要的器官之一，不但能維持臉形正常、還可以保有咀嚼功能，但隨著年齡的增加、身體功能退化，咀嚼吞嚥功能會隨著年齡逐漸弱化。高齡長者常見多種口腔問題，如口腔組織老化、牙周病惡化、牙齒的喪失、義齒的適應問題等。口腔機能低下可能肇因牙口疾病、口腔不潔、咬合力低下、咀嚼機能低下、口腔乾燥、舌或口唇運動機能低下，以及吞嚥機能低下等因素造成。全身性系統性疾病所造成口腔組織的變化及口腔疾病的發生。

隨著老化人口快速增加，「口腔功能低下」問題，已經是年老者與特殊需求照護族群的一項嚴重且容易被忽略的問題。長輩咀嚼吞嚥功能變化，與身體機能改變乃息息相關，口腔的神經連結大腦，吃進食物時，唇齒協調咀嚼吞嚥，牙周膜會連結神經，刺激大腦的血液循環和反射，跟學習、記憶、運動、新陳代謝、免疫力，甚至跟外貌都大有關係。實證醫學資料顯示，口腔健康較佳的長者，會有較好的生活品質，也會因外貌的改變而影響社交生活。而缺牙數較少，可充分咀嚼食物的長者，其生活品質及活動能力較高，運動、視覺及聽覺機能也較佳。

全世界牙科醫療的思考和定位，在一九九○年代起了很大的改變。所有細菌培養的證據，證實了心臟疾患、吸入性肺炎、類風濕性症候群、自體免疫的疾病、糖尿病、甚至胰臟炎、肝功能異常、

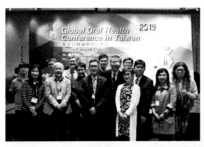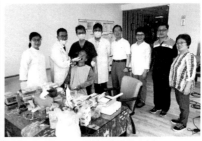

圖19-1（左）　敏惠醫專與日籍河原英雄醫師共同推展「長者咀嚼力促進」。
圖19-2（右）　臺灣河原英雄之友會鄭鴻麟醫師於彰化二水推動「長者義齒整復」。

流行性感冒等，都與口腔衛生不良以及牙周病病原菌有絕對的關連。在河原英雄醫師等人和復健同好的努力下，慢性病、中風、失智、巴金森氏症、插管的臥床患者經過醫師、牙醫師、牙體技術師整治假牙，落實口腔衛生、清除喉咽氣管上部濃痰和菌塊，重建口腔肌肉的機能以及咀嚼訓練，加上復健師的努力，超過百分之六十五的病患後來都能坐起來，拔除鼻胃管、氧氣管和胃造瘻管自行進食、刷牙，走著離開醫院診所並參與社交，記憶力、平衡感、走路也漸次恢復，呼吸吞嚥和言語也大幅改善，回復自立生活。

參、咀嚼促進的規劃

「正常飲食是健康的基石」！但是，老人經常會出現喝水容易嗆到、食物咀嚼不爛影響消化等是吞嚥障礙困擾。能夠吃得飽、吃得好，必須仰賴良好的咀嚼與吞嚥功能。一旦因為疾病或老化等因素造成咀嚼困難或吞嚥障礙時，嚴重者甚至引發吸入性肺炎等重大疾病，將對長輩的生活品質與健康造成極大的損害。

　　牙齒不僅只是咬合、咀嚼的工具，也跟內臟器官健康有關，因為失去牙齒而無法好好咀嚼的人，容易出現身體不適，愈來愈多案例發現牙周病可能引起心臟病、肺炎、免疫系統失調，如常見的耳鳴、肩膀痠痛和失眠，咬合不正也和耳鳴有關，假牙是重要的人工臟器，無法咀嚼的假牙會造成健康快速退化，甚至提高心臟病、癌症、腦栓塞，以及長者失智的機率，失智的問題也會急速惡化。

　　有鑑於在日本完成的流行病學調查，發現老年人的缺牙、牙周病和咬合不佳，會增加失智症的比例高達兩倍。若這些老年人的牙疾經過治療，裝上合適的假牙，恢復咬合功能後，不僅美觀、心情變好，失智症也會進步。敏惠醫專設有牙體技術科及長期照護及健康促進管理科，為發揮辦學的特色著眼的是落實「健康促進，醫療照護」的特色，引進新思維，創造新作為，以達成對長者「多功能，全方位」的服務，在專業教育養成下，除了取得考選部頒授的牙體技術師專業證照，成為國家級的專業資格。為善盡專業角色，結合日本河原英雄之友會，推動「長者咀嚼力促進」。每年選送優

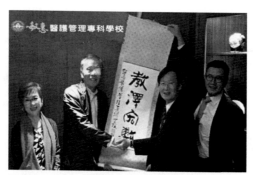

圖19-3　河原英雄醫師與敏惠醫專合作經由教育及義診指導推動口腔保健。

秀師生赴日本學習,並且邀請專家蒞臺,進行義診指導及專業講習,以期發揮專業特色。

肆、咀嚼促進的落實

　　牙齒是維繫身體健康的重要器官,牙齒的健康影響老年生活甚鉅。口腔咀嚼是消化道的第一關,牙齒不好,就會影響食物的消化、吸收,造成營養不良,不但無法享受美食,健康機能會愈來愈差,最後影響生活品質,甚至造成全身健康狀況惡化與危險。瑞典與日本的研究發現,缺牙數多的人,記憶力明顯比牙齒健全的人差,全口自然牙不滿二十顆且沒做假牙者,咀嚼能力明顯較差,罹患失智症的比例是咀嚼功能正常者的兩倍。

　　臺灣六十五歲以上的人,九成都裝上假牙,其中四成為活動假牙,雖然假牙不會蛀牙,但清潔不當也會孳生細菌進而侵襲自然牙。如為全口活動假牙,則每天睡覺前摘下清洗,治療牙周病同時也能有效減少身體的發炎反應,促進身體健康與大腦功能。

　　據衛生福利部統計,目前全國人口失能人數近八十萬人,預估至二○三○年將增為一二○萬人,長照需求時間平均長達約七年。我們必須積極面對少子超高齡時代的來臨,因為人們期待自己或親人都能活得自主、有尊嚴、直到最後的那一天;但如果長壽卻不健康,變成長期臥床,被照顧者急劇增加,社會財源大量不足,照護員明顯欠缺,造成勞動世代必須承受更大的負擔。

　　加以須提供義齒整復的長者常常因為身體因素(移動不易)、距離太遠、醫療資源不足或者經濟因素,常造成就醫困難。是以敏惠醫專與河原英雄之友會近年來年年舉行偏鄉義診,足跡分布嘉

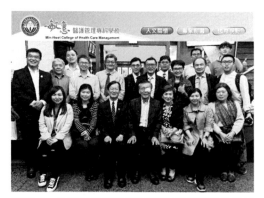

圖19-4　日籍河原英雄醫師受邀來臺宣導並推展
「長者咀嚼力促進」。

義、臺南、彰化等地，並且系統性推展，以期落實，推展「長者咀
嚼力促進」醫療照護團據點，提供居住長者完善的口腔照顧及醫療
服務。

　　中華民國社區發展協會與長照人才品管學會共同結合敏惠醫專
與河原英雄之友會致力推動發展「社區長者咀嚼力促進」，在相對
醫療資源較為缺乏的偏鄉從事預防口腔疾病、牙科醫療輔助、義齒
整復和口腔衛生教育與指導，期能為口腔醫學善盡社會職責，培育
更多優秀的專業人才，並且融入長照專業領域，發揮在專業的醫護
品質，同時降低長者的健康風險，以增進民眾健康和福祉。

伍、咀嚼促進的願景

　　口腔衛生跟全身健康息息相關，一旦細菌從口腔進入血液，
可能會造成感染。高齡長者若能保持良好的口腔衛生，才能維持身
體健康，達成健康老化的目的。因此，為提升高齡長者口腔健康，

「長者咀嚼力促進」透過基本的臉口舌運動、按摩、輕拍及吞嚥練習等，以提升長者的口腔機能，養成「餐前做健口操、用餐時細嚼慢嚥、餐後潔牙漱口」的好習慣，可預防長者誤嚥，甚至吸入性肺炎。

好好清潔牙齒，利用正確的咬合關係充分咀嚼的人，可以常保青春，咬合與「大腦皮質」和「海馬迴」的密切關係，提高了高齡長者的口腔健康，降低疾病的產生，提高生活的品質。老人家若能利用假牙好好咀嚼，不僅能活化大腦，更能減少生命中不健康的日子，打造可以自在說話、可以方便咀嚼、健康均衡飲食，健口長壽的活力人生。

為了我們生命的品質和尊嚴，以及下一代人力和財務的負擔和幸福，照顧好牙齒，才能經口攝取均衡營養照顧好健康。現今對失智症並沒有令人滿意的特效藥，預防失智症或延緩失智症成了當務之急，促進高齡長者的口腔健康一直是我們努力的目標。面臨高齡社會的來臨，健康老化已刻不容緩。「長者咀嚼力促進」是實踐「多用保健，少用健保」，「預期壽命與健康壽命與時俱進」，更是「長者安之」，的必要條件，而健康壽命的延長，是民眾、專業和社會共同努力的目標。

第二十章
敏惠醫專小港醫院
共同培育吞嚥障礙長照人才

壹、社會實況

　　世界牙醫聯盟（FDI）有鑑於臨床實證：口腔健康與諸多疾病，例如糖尿病、心肌梗塞、失智症等息息相關，於二〇一三年起積極倡導把每年的三月二十日訂為「世界口腔健康日」，並每年設立一個特定主題予公眾、口腔專業醫務人員和決策者等，冀望大家同心協力降低罹患口腔疾病的風險。

　　FDI呼籲將口腔保健定位為全民運動，提醒大眾正視並承諾守護口腔健康。臺灣從二〇一八年三月起正式邁入高齡社會，衛生福利部統計：目前臺灣每十位六十五歲以上長者中，就有一位有吞嚥困難的問題，吃飯、喝水也成為了病痛的來源。為解決老年人口有吞嚥困難的狀況，遂推動「國民口腔健康促進計畫（二〇一七～二〇二一年）」，期望提升口腔衛生服務與長期照護及醫療照護結合，以提升國民整體健康的目標。

　　口腔疾病和全身健康息息相關，如牙周病以及糖尿病具雙向關聯、口內牙齒數目與罹患失智症的風險成反比等，也因此口腔問題不應被視為局部小問題。而在臺灣邁入「高齡社會」的同時，包含口腔照護等整合性照護更是迫在眉睫，因此，在擬定整體健康促進

相關作為時，口腔健康議題勢必納入考量。

貳、借鑑臨床

　　德國、日本等國研究證實發現，強化咀嚼能力將有助於降低失智和預防老化症狀。因此，從年輕就該重視口腔保健，除了均衡飲食、注重口腔清潔外，咀嚼肌肉的訓練也很重要，平常銀髮族可多吃營養價值高的核桃、毛豆來訓練咀嚼能力。長者因身體機能退化需依賴鼻胃管灌食，統計發現臺灣復健期腦中風病患咀嚼吞嚥障礙盛行率為百分之五十三點六一，中風個案合併吞嚥障礙者的五年死亡率，為無吞嚥障礙者的一點八四倍。

　　位於高雄的小港醫院關注到此問題，率先至日本取經學習，二〇一八年成立全台首座「咀嚼吞嚥機能重建中心」，設置專屬檢查室並配置先進的醫療設備，並建立個案相關評估、診療等標準，制定客製化診療計畫，幫助三成患者成功移除鼻胃管，高於一般平均為兩成，嘉惠患者，恢復口腔健康。

　　敏惠醫專以培育「健康促進，醫療照護」專業人才為職志，於二〇二〇年設置「高齡者咀嚼吞嚥暨口腔保健人才培育中心」，為因應高齡社會來臨及提升高齡者口腔及生理健康，結合牙體技術科、護理科及長期照護與健康管理科學生，透過高齡者口腔保健課程模組，由基本訓練進階實作課程乃至實習課程，以跨領域技優人才加值為核心，充實實作技能，運用在照護場域。以標準化的培訓課程訓練，取得國健署「預防及延緩失能照護方案」協助員資格及口腔照護指導員證書，畢業後立即與產業接軌，實現「為產業找人才，為人才找未來」的目標。

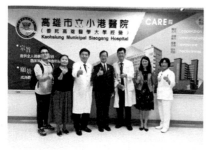 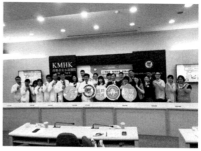

圖20-1（左）　敏惠醫專與小港醫院密切合作，聯合培育全方位的長期照護專業
　　　　　　　人才。
圖20-2（右）　敏惠醫專與小港醫院共同合作培育咀嚼吞嚥機能重建專業人才。

　　小港醫咀嚼吞嚥障礙病友整合性照護二〇一九年榮獲SNQ
國家認證最高品質獎，此次與學校結盟產學合作夥伴，可望培育
學生具備跨域創新能力，躋身精準健康照護人才，落實學理及臨
床兼備的專業人才聯合培育。以因應目前人口老化、平均餘命延
長的社會現況，預防照護需求逐漸增多，且為提升照顧者生活品
質，透過國健署已通過的預防及延緩失能照護方案模組，共同發
展及推動社區高齡者咀嚼、吞嚥及口腔保健能力的社區健康促進，
共同將實證照護落實應用至照護場域（長照機構、社區），善盡社
會責任。

參、尊嚴生活

　　口腔與牙齒是人體的主要器官，隨著年齡的增加，口腔機能逐
漸下降，若高齡者無法順利的咀嚼、吞嚥，容易導致營養不良，
甚至增加罹患慢性病的風險，對健康和生命有嚴重的威脅。因
此，高齡者若口腔中的牙齒缺失過多，必須要考慮製作活動或固

定假牙，以增加咀嚼效能。在日常生活裡，就必須加強口腔衛生保健與定期檢查，早期發現、早期治療，就可以降低罹患口腔疾病的機率。

隨著人口結構的改變，高齡人口逐年增加，高齡者之口腔組織的老化、牙齒的磨耗、牙周病的惡化、牙根齲齒的增加、唾液分泌減少而導致口腔健康等問題逐漸衍生。甚至隨著年齡的增長、罹患慢性病的情況增加，高齡者最常見的慢性病，包括惡性腫瘤、心臟病、高血壓、糖尿病、中風、肺炎、神經系統疾病、腎病、慢性肝病、失智等。齲齒、牙周病是最常見的口腔疾病，近期更發現口腔疾病是慢性病的幫兇，其中又以牙周疾病會影響糖尿病患者血糖的控制，也會增加心臟病、中風、吸入性肺炎等的罹患風險。

咀嚼和吞嚥功能隨著年齡增長而逐漸退化，這些功能的異常增加罹患吸入性肺炎的風險，同時，國際上許多研究證實，強化咀嚼能力將有助於降低失智並預防老化症狀，因此，鼓勵長者在可咀嚼的能力範圍多咀嚼，便可預防失智和吸入性肺炎。

肆、攜手合作

敏惠醫專本於社會職責，積極培育專業人才，以應許未來能夠因應高齡社會的來臨及提升高齡族群咀嚼力，並結合牙體技術、長期照護、護理技術的人才，推動技優生篩選及培訓，提供完整的跨科系的「高齡者咀嚼吞嚥暨口腔保健」人才培育。

以技優計畫之名建置「高齡者咀嚼吞嚥暨口腔保健學習中心」，不僅是希望突破既有辦學的瓶頸，成就跨領域的專業人才培育基地，更是在專業上的典範標竿。引進日本竹內孝仁醫師的「自

立支援」系統及河原英雄醫師「高齡者咀嚼力」，讓理念成為作為，結合小港醫院「咀嚼吞嚥機能重建中心」臨床醫療團隊，培育更多的長期照顧，口腔醫學，醫療照護專業能「全方位、多功能」的長期照護人才，以促進長者的健康，增進高齡者的生活品質。減少長者的鼻胃管使用，使其可以咀嚼食物的營養、自在說話，是多麼有意義的事！

　　為引進專業團隊以進行實務人才培育，二〇二〇年五月二十七日高雄市小港醫院與敏惠醫專簽訂合作備忘錄，共同培育咀嚼吞嚥長照人才。有鑑於小港醫院在「咀嚼吞嚥機能重建中心」，形諸有年，並由跨專業團隊組成，成立專屬檢查室並配置先進的醫療設備，並建立個案相關評估、診療等標準，制定客製化診療計畫，成功移除了百分之三十個案的鼻胃管，擺脫「象鼻人生」。雙方以提升國內咀嚼吞嚥和口腔衛生保健專業知能為前提，簽訂產學夥伴關係的合作備忘錄，共同培育咀嚼吞嚥障礙專才，持續深化照顧網絡。

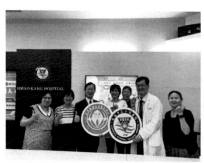 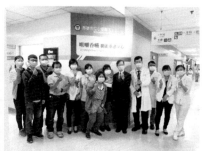

圖20-3（左）　小港醫院為全國第一所設置「咀嚼吞嚥機能重建」的優質醫療院所，精湛醫療照護，嘉惠社會大眾。
圖20-4（右）　敏惠醫專師生與營新醫院團隊，至小港醫院參訪咀嚼吞嚥機能重建中心。

伍、教育推廣

　　讓長輩能拔除鼻胃管，自在飲食，關乎營養吸收與心靈自尊與幸福感有關。小港醫院長期致力培育咀嚼醫療人才，並接受高雄市府委託，創建咀嚼吞障礙照護標準認證課程，反應熱絡。學校與醫院雙方的合作，小港醫院除協助敏惠醫專培育跨領域、創新服務能力，精準健康照護人才，更期將口腔保健引入長照服務，推廣至全國各個角落，建立典範。

　　為落實「勇於創新、敢於實踐、止於至善」的辦學理念，結合醫療院所落實「高齡者咀嚼、吞嚥暨口腔保健實作人才培育計畫」，雙方密切合作，將就：

　　一、**學校跨領域的學生進行培育**。以咀嚼吞嚥、口腔保健及咀嚼吞嚥障礙照護為課程訓練主要目的，透過連貫性的課程設計，幫助技優生由基本口腔衛生保健理論結合實務上的操作，增加跨領域學習的同學相關知識及技術，取得專業認可的執照，無縫對接於專業職場的需求。

　　二、**專業長照人員在職繼續教育**。幫助長期照護機構服務員或長照專業醫事人員，增加咀嚼吞嚥、口腔保健相關知識及技術，提升業界臨床技能提升咀嚼障礙患者的照護品質。

　　三、**社區長者口腔保健專業服務**。以咀嚼吞嚥、口腔保健及樂齡樂活為活動設計，幫助長輩提升自我口腔健康的認知及自我照護能力，達到健康促進活躍老化。

　　敏惠醫專成立「高齡者咀嚼吞嚥暨口腔保健學習中心」，並且健治「高齡者咀嚼吞嚥暨口腔保健」完整訓練課程，與小港醫院

及臺灣長照人才品管學會合作，學生經過學理、實作及技能檢定合格，由長照人才品管學會授予合格證書。以提升照護品質，讓長輩「健康促進、樂齡安之」。

結語

　　這項「高齡者咀嚼吞嚥暨口腔保健人才培育計畫」，配合教育部展翅計畫的推動，將使學校結合優質醫療院所在「健康促進、醫療照護」的專業人才培育上，培養學生參與產學合作，並至多個專業機構、社區、居家服務，達成區域資源分享，讓學生在技優培育過程中就與產業接軌，並使學生具備獨立操作能力，在畢業前就有工作，以邁向長照人才「全方位、多功能、跨領域」的體現。

第二十一章　二水推展不老健身房

壹、社區推展不老健身房

　　健身房不再是年輕人專利，年長者更應該運用健身房練肌力，不僅能預防跌倒，也能防衰老。這樣的理念及作為在二〇一七年九月一日於彰化二水衛生所首開風氣之先。同時也為「社區長照示範中心」的建置及推展添磚加瓦。年長者更應該上健身房練肌力，不僅能預防跌倒，也能防衰老。

　　偏鄉健身場地匱乏，為讓長者就近上健身房，二水鄉衛生所辦理長者健身計畫，在打造十坪大的健身房，提供平衡板、槓鈴、健身車、多功能訓練機、伸展區等設施，提供適合長者輕量級運動的輔助器具，是專為高齡者量身打造的運動天地。結合衛生所醫師和運動指導員，為長者和社區居民量身打造運動課程。不老健身房提供六十歲以上民眾系列的評估及訓練課程，鼓勵長輩要多運動，快樂學習、忘記年齡，希望透過「不老健身房」的設置，長者都能活到老、健康、快樂、長壽到老，為即將到來的超高齡社會預作準備。

　　不老健身房在社區以衛生所為據點，在衛生所放置健身房的器具，並結合醫療團隊專業評估，透過專業體適能的指導，打造在地社區的高齡者健康促進，以因應高齡化社會。在推動衰弱與失能的健康促進，除了顧健康，也要顧力氣，讓長者即使年老也能自我照顧，這是推動「不老健身房」的最大目的。長者運動需要不斷鼓

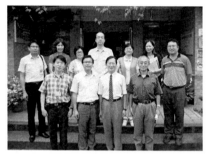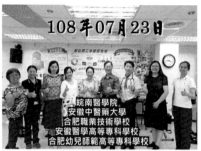

圖21-1（左）　實踐大學二水家政中心，彰化醫院，二水鄉公所，二水衛生所，
　　　　　　　敏惠醫專等單位代表共同合作推展社區長照示範中心。
圖21-2（右）　安徽高校師生參訪二水衛生所，瞭解不老健身房的推展服務。

勵，對症下藥，讓他們對運動成效有感，有人發現肩頸舒緩，原本
不良於行已能自行散步，便願意呼朋引伴「好康相報」。

貳、建立長者運動處方簽

　　美國運動醫學會（American College of Sports Medicine; ACSM）
發起Exercise is Medicine（運動即良藥；EIM），鼓勵醫師及其
他健康照護提供者將運動融入健康諮詢與慢性病治療計畫，推
廣以體能活動預防疾病和改善健康。經由「運動處方」包含：
種類（Type）、強度（Intensity）、頻率（Frequency）、時間
（Time）四個要點。由醫師針對病人身體的不良狀態與疾病提出
運動建議，通常在開始運動計畫前要告訴醫師平常服用的藥物，初
始執行運動計畫時要緩慢且小心地開始做，尤其是老人家以及鮮少
活動者。

　　身體任何大小的動作都是靠著肌肉牽引骨骼而完成的，肌肉
本身若無法發出適當的力量，自然有些動作會顯得相當吃力或甚至

無法完成，進而使肌肉產生疲勞。很多長者患有下背疼痛的情形，其中身體肌肉力量不足是最主要的原因。「不老健身房」善活用衛生所現成空間打造而成，針對老人配置健身器材，加上專業運動指導員，結合臨床醫師評估，針對六十歲以上社區民眾，從體能檢測到體能訓練，給予一系列評估及訓練課程，增強長者肌力、預防衰弱及跌倒，為個人量身打造運動「處方箋」。在選擇運動項目時，應依長者的喜好、體能狀況和環境設備等因素綜合考慮，以容易實施、不易中斷、不須太大花費，且不受天候與場地影響的運動項目為最理想。

高齡時代來臨，長輩一旦跌倒，身體每下愈況，所以訓練長輩肌耐力，不僅體能更好，且到衛生所會注意長輩的慢性病，並有許多運動同伴，更可快活過日子，長輩多利用，有好的健康才有更好生活品質。不老健身房是希望在長照之前，能維持、提升老人家的身體機能、減緩衰退，長照不如常動，替老人健康把把關。

長者至衛生所參加肌力訓練，要先經過醫師運動風險評估，再由運動指導員進行銀髮族功能性體適能檢測，檢測完成再由醫師安排合適的運動處方，交現場的運動指導員協助高齡長者進行個別化的肌力訓練，長者的訓練完全在安全的環境下進行，讓訓練更安全更有效，全方位協助高齡長輩在安全、專業協助下進行「客製化」肌力訓練，來強身、促進健康。

參、運動指導以健康促進

健康體能的涵意為人的心臟、血管、肺臟、血管系統及肌肉組織等都能發揮相當有效的機能。所謂有效的機能乃是能勝任日常

工作，有餘力享受休閒娛樂生活又可應付突發緊急狀況的身體適應能力。

　　二水衛生所的不老健身房是專為老人量身打造，看不到跑步機，因為老人家膝蓋不好，而是用健身車取代，另有槓鈴、平衡板、健身車、多功能訓練肌，還有伸展區等，都是運動強度較低的。社區長者可於運動指導時間接受專業運動教練的運動指導，協助改善身體的體適能狀況；運動指導員與醫師共同指導下，有人改善「媽媽手」、有人凸起的小腹平坦了，還有人走出憂鬱情緒逐漸嶄露笑容。並於健身房開放時間前來做自主訓練，改善效果會更明顯能為老人家帶來大大好處。

　　長者最怕跌倒，規律的運動或保持動態的生活型態，是目前醫界公認有效可減少跌倒的方法。衛生所利用每週三上午看診時間，醫師看病同時，視個人狀況額外開立免費的運動處方箋，還設計電腦程式算出個人體適能分數，費用僅有看門診的部分負擔五十元，設備使用免費。鼓勵長輩年紀大了要多運動，快樂學習、忘記年

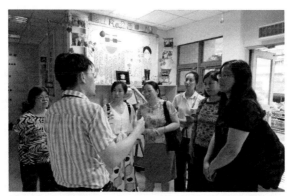

圖21-3　外賓參訪二水衛生所絡繹於途，以學習借鑑不老
　　　　健身房的推展服務。

齡，希望透過「不老健身房」的設置，長者都能活到老、健康、快
樂、長壽到老。

美國預防醫學服務任務小組（U.S. Preventive Services Task Force;
USPSTF）建議臨床醫師應該對其所有服務的成人、小孩做規律體
能活動的諮詢，根據每個人的健康狀況、疾病限制、生活型態，給
予不同的體能活動建議。有許多長者身體機能的問題與某些慢性疾
病無法經由藥物治療，反而由適性的運動可以改善，甚至走向健康
有活力。長者適性運動指導員熱心關懷改善、追蹤社區的衰弱長
者，讓社區長者身體能一天比一天好，最重要不必去依賴健保的藥
品或住院治療，如果長者都能因此了解運動的重要，將可帶動長者
的健康生活。

肆、多用保健能少用健保

根據衛福部統計，只要超過六十五歲，每五點七人就有一人失
去自我照顧能力，而且至少需要七點三年的長期看護。若以一年長
照費用約五十萬元計算，起碼花費四百萬元，幾乎用掉大部分退休
金與儲蓄，可說是銀髮族最大的開銷與風險同時排擠了健保的支付
費用。

「體適能（Physical Fitness）」為身體適應生活、運動與環境
綜合能力。體適能良好的人能勝任日常工作，有餘力享受休閒娛樂
生活，又可以應付突發的緊急情況的身體能力。體適能是生活功能
指標，例如穿衣、抱孫、提菜籃、拜拜等都牽涉到柔軟度、肌力
等，長輩縱然沒生病，卻因這些生活困擾嫌自己「老了沒有用」，
「不老健身房」要重建他們的肌力與自信，先檢測個人「體適能」

程度，再由運動指導員和醫師決定訓練課程。

　　人體衰弱導致跌倒、住院、失能、死亡的風險高，老人預防保健中肌力訓練是關鍵，門診醫師時常要患者多運動，健身房設置在衛生所裡，有醫生的專業指導建議，而且是免費，對平常缺乏運動的老人家來說，是一大福音。「運動處方簽」是透過身體測量儀器了解體能狀態，包含經絡儀器，還可以檢測出長者的經絡、氣血等，因為每個人狀況不同，需要的運動也要有所區別，然後再對症下藥，開出運動處分簽客製化課程，舉例來說，若腰酸背痛，就可以強化按摩、伸展、拉筋等；若心肺耐力較差，就改上太極拳或柔力球；至於反應力較慢，也可擊鼓練習，增強身體協調能力。在衛生所放置健身房的器具，並結合醫療團隊專業評估，透過專業體適能的指導，打造在地社區的「不老健身房」，因應高齡化社會，因此現在推動衰弱與失能的健康促進，除了顧健康，也要顧力氣，讓長者即使年老也能自我照顧，這是推動「不老健身房」的最大目的。

結語

　　隨著人口結構高齡化，老年照顧問題是社會面對的一大課題，二水首創在衛生所設置不老健身房的日照中心，包括醫師、護理師、營養師、復健師、社工師、運動指導員提供長輩多元照顧服務，大獲好評。讓所有長輩都能善加利用，前往衛生所，不僅可關注防治慢性病問題，還可呼朋引伴作運動，可增加生活樂趣、鍛鍊體力，讓身心更健康、更可快活享受銀髮人生。未來的長照據點，也希望循這個模式，與衛生所結合或是鄰近醫療機構，讓老年人的健康照護與長照服務可以無縫接軌，促進長輩活得更精彩、更健康。

第二十二章
二水衛生所推動居家醫療

壹、推動緣起

　　隨著人口結構高齡趨勢，健康壽命並未與平均餘命同樣與時俱進，不少住在家中的長輩或是慢性疾病的患者，因為疾病或年齡的關係，導致他們行動不便，無法出遠門，甚至連定期到診所、醫院看診拿藥都得大費周章、勞師動眾，非常不方便。

　　政府積極推動長照二點〇，全民健康保險居家醫療照護整合計畫所提供的服務包含：「居家醫療」、「重度居家醫療」及「安寧療護」三照護階段，並依照患者的需要，提供服務與照護轉介。其中的「居家醫療」，讓醫師和護理師親自到不方便出門的長者家長治療，也可以指導家屬照護技巧，像是彰化二水的一位阿

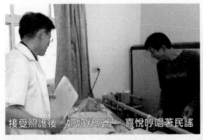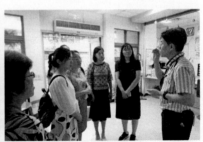

接受照護後，奶奶舒服了，喜悅哼唱著民謠

圖22-1（左）　二水衛生所陳宏賓主任積極推動居家醫療深獲民眾肯定。
圖22-2（右）　二水衛生所為社區長者建置居家醫療深獲民眾肯定。

嬤就在二水衛生所醫護團隊照顧之下原本十幾公分大的褥瘡都順利好轉。

　　健保署推行居家醫療整合照護計畫的終極目標，是希望透過醫療資源的整合與重分配，各地區醫院與診所的充分配合，創造醫病與健保三贏的局面，讓在地老化、老有所終不再只是空想，而是多數人皆觸手可及的人生風景。

貳、服務內容

　　居家醫療服務吸引更多醫療院所，尤其是偏遠地區厝邊好醫師、護理人員、呼吸治療師、社工師、心理師等醫事人員，投入居家醫療團隊的行列，找回身為醫護者的初衷。「居家醫療」服務可透過民眾向長照中心提出申請，或由醫療院所出院準備轉介、長照專員個案訪視發掘；其收案條件為居住於住家，且經醫事人員評估有明確醫療需求，因失能或疾病特性致外出就醫不便者。

　　其中還會記錄每次訪視的時間，並請照護對象，或是其家屬簽章，此外，也會將照護紀錄留存一份於案家，方便日後其他醫事人員，或是長期照顧服務人員做參考，以提供整合性的服務。

　　翻轉過去病人到診間就醫的模式，醫護人員走出診間，主動到行動不便的病患家中看診並給藥，獲得病患及家屬的肯定。二水衛生所辦理以「家是最好的病房——把醫療送到家」的居家醫療，居家醫療服務，對於就醫不便的鄉村，透過醫師在宅診療，讓病情穩定，減少過去必須往返醫院治療的困擾，替無法外出就醫的長輩服務，降低患者跑急診、住院機率，獲得社區民眾的高度好評。

表22-1　居家醫療服務內容

類別	內容
醫療人員探視	依照護對象醫療需求，開立居家醫療服務醫囑、提供一般西醫門診診療服務及一般藥品處方箋用藥。醫師開立藥品處方時，以健保雲端藥歷系統，即時查詢照護對象近期之用藥資訊，避免重複處方，以提升照護對象用藥安全及品質。
照護人員探視	提供居家護理一般照護、特殊照護、臨終照護及案家自我照護指導等。
專業人員探視	視需要由呼吸治療人員提供居家呼吸照護及案家自我照護指導。由臨床心理師或社會工作師進行專業服務。
藥品調劑服務	照護對象所需藥品，得由處方之特約醫療院所提供調劑與送藥服務，或由家屬持健保卡及處方箋至社區藥局或原處方院所調劑領藥。照護對象獨居時，應提供適當的藥事服務。
個案健康管理	專責個案管理師協助穩定健康狀態、連結醫療及長期照顧服務資源。輔導新收個案查詢健康存摺，以協助訪視醫事人員掌握照護對象就醫資訊，提升醫療安全與效益。
電話諮詢服務	提供照護對象及其家屬醫療專業諮詢服務，必要時啟動緊急醫療後送程序。於照護對象發生緊急狀況時，必要時應啟動緊急醫療後送程序。

（資料來源：作者整理）

參、專業功能

對於家有重癱患者需要長期照護的家庭來說，每次要帶患者到醫院回診，除了看護、外勞，家屬也免不了要請假，外加安排往返專車，不僅成本可觀，更是勞心勞力；影響所及，居家醫療會在短時間內獲得民眾叫好叫座的評價，完全是意料之內。從居家醫療團隊介入之後，與家屬建立信任關係，當長輩出現狀況，家屬就先詢問家庭醫師。慢慢地，家屬也學著自行處理，減少舟車勞頓送醫次數，也大幅降低醫療時間和金錢成本。

二水衛生所有鑑於社區人口高齡趨勢明顯，且許多青壯人口離

鄉工作，加以區域中的醫療資源相對薄弱，致長者居家醫療照護需求殷切。其中八十二歲的王阿嬤治療感染後出院，由兒子接回家照顧，但背部有壓瘡，加上裝了鼻胃管、尿管，家人不知如何照料很焦慮，二水鄉衛生所主任陳宏賓帶領護理人員，每週到宅看病、照護傷口和進行衛教指導，使感染獲得控制、壓瘡逐漸癒合，阿嬤能下床坐輪椅出門，開心地笑了，還哼起年輕時愛唱的歌謠，家人也能兼顧養蜂工作，對醫療團隊感謝不已，正是居家醫療照護的成功案例。

隨著醫療科技日新月異，人類平均壽命不斷延長，人口老化幾乎是所有先進國家共同面臨的課題。二水鄉老年人口高達百分之二十二，針對有鼻胃管等管路更換或其他醫療需求，但不便外出就醫的個案，該所提供居家醫療、照護服務，帶著訪視包到宅，已服務社區民眾逾千人次，彰顯居家醫療照護的意義及重要性。相關研究證實，若想縮短不健康老化的時間，小自個人居家醫療年均費用的提升，大至整個國家居家醫療預算占總醫療支出比例的逐年攀升，居家醫療及照護都是未來的趨勢。

據經濟合作暨發展組織（OECD）國家最新資料，臺灣平均每人每年居家醫療花費僅五點四美元，折合台幣為一六八元；相較之下，美、德、日等國不但每人每年居家醫療花費遠高於我國，其中美國二六一美元，德國一〇七美元，日本八十一美元，且逐年攀升的趨勢相當明顯。同時，在國家居家醫療占醫療總支出部分，臺灣比例為百分之〇點四，相較芬蘭的百分之〇點八、日本的百分之一點九、德國的百分之二點一，以及美國的百分之二點九，則仍有一段距離。

肆、社區推展

口老化伴隨老人病症候群盛行，其中衰弱更是導致長者失能的主要殺手，造成家庭社會沉重負擔。二水衛生所執行「全民健康保險居家醫療照護整合計畫」，讓不方便出門就診的長者與病患在家中，由居家整合照護團隊服務提供服務，減少病患就醫不便，也讓民眾可以安心在家中休養。同時、許多老人家總希望在最後一刻回到老家，在子孫圍繞下離開人世，因此該團隊組成臨終照護小組，只要病家有需求，就會前往教導家屬臨終照護技巧，讓長輩得以善終，許多家屬看到親人安詳離世都心存感謝。讓長輩得以安詳善終。

居家醫療不僅免除行動不便病患和家屬的就醫障礙，更因照護團隊深入家庭，瞭解病人照護上的需要，給予最實際的建議或處置，是家屬與病患的強力後盾，大大提升了整體的照護品質及生活品質。醫護人員到行動不便的患者家中看診，看到患者狀況越來越好，也能從中獲得成就感，將居家醫療作為健保政策一大重點，協助長照二.○推展更順利，以完善長者健康促進及醫療照護服務及提供全方位的高齡照護服務為目標，持續民眾實質有感的，打造活躍老化，健康社區為目標。

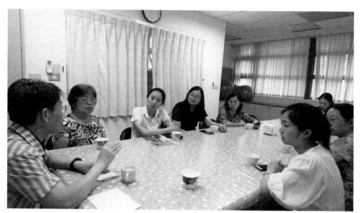

圖22-3　二水衛生所陳宏賓主任推動居家醫療有成，外賓移樽就教，學習借鑒共同打造老有所安的社會。

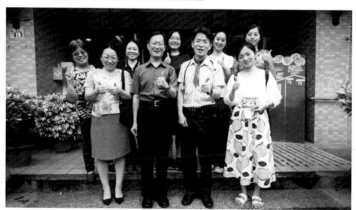

圖22-4　二水衛生所因推動居家醫療有成贏得許多單位的借鑑。

第二十三章
發揮健康促進　開創共好社區

壹、以二水社區長期照顧中心為推展標竿

　　在聯合國的研究報告中指出，全球老年人口（六十歲以上）占總人口比率，將由一九五〇年的百分之八，二〇一一年百分之十一，上升至二〇五〇年的百分之二十二，其中八十歲以上超高齡人口上升更快。我國六十五歲以上老年人口占總人口的比率，於一九九三年達百分之七，跨越人口高齡化國家（aging nation）的門檻；經過不到二十五年目前已近百分之十四。除了人口老化的速度已是「世界第一」外，平均餘命的增加健康情況卻未隨著提升，如何發揮「健康促進」不僅是關乎到長者的生存品質，也牽動家庭的生活品質，成為社會關注的重要課題。亦是中華民國社區發展協會推動「社區長照工作」的重點事項。

　　隨著高齡化社會的到來，為了建構一個「老有所尊，老有所學，老有所養」的敬老尊賢，家庭安適的安和樂利社會。實踐大學、彰化醫院、敏惠醫專、中華民國社區發展協會與長照人才品管學會多位師長本於長期致力「健康促進與醫療照護」的推動，共同以彰化二水家政中心為基礎，期盼建構「社區長期照顧示範中心」，逐步推展。正如，管理大師彼得‧杜拉克（Peter F. Drucker）指出：「所謂創新，就是創造對顧客而言有用的價值，

那不是科學或技術的創新，而是以對顧客的貢獻程度作為評價。創新的重要性最該被強調的是：技術性不會產生戲劇性變化的事業。」

相應於近年來多數國家由於國民預期壽命延長、婦女生育率降低，以及第二次世界大戰後嬰兒潮世代陸續屆臨退休，人口老化現象日益普遍；未來人口結構老化現象難以逆轉，已對全球經濟、社會及政治產生重大衝擊。以臺灣為例，老年人口於二〇一八年達三百二十萬人（百分之十四）成為高齡國家（Aged）；二〇二五年人口中將有五分之一是老人成為超高齡國家（Super aged）。臺灣面臨人口老化浪潮的衝擊，將比其他國家來的更快、更急。「社區」、「健康」兩個詞彙都是社會在面對高齡化趨勢中重要的概念，以社區能夠營造出健康與有品質的安居樂業生活，成為社會關注的民生建設。

貳、發揮健康促進以增進高齡者生活品質

二水家政中心建構於一九七二年，實踐大學創辦人謝東閔先生為造福桑梓，提高鄉親生活品質，推展倫理教育，強化家庭功能，以加速達成禮儀之鄉，本於「家齊後而國治」，特別推展「媽媽教室」及「社區建設」工作，並經由培訓中小學教師作為社區推展的種子教師，共同致力於「婦女家政教育」，促成民眾安居樂業，以帶動我國達到「除貧扶弱」邁向小康社會，並為社會的現代化奠定深厚基石，績效足資翹楚，引為開發中國家建設的模範。

隨著人口結構日趨高齡化，「二水長期照顧示範中心」採取社區醫養康復結合的模式，為老年人提供養老生活安排的解決方案，

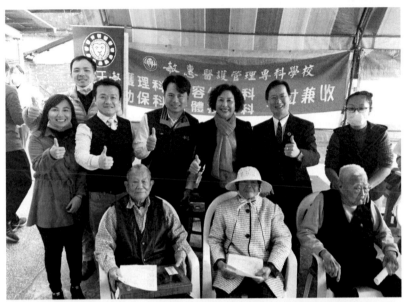

圖23-1　參加醫療及健康促進活動的老師與鹿草鄉楊秀玉鄉長及社區民眾合影。

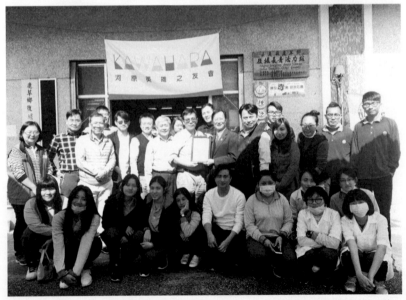

圖23-2　中華民國社區發展協會結合大專院校師生共同參與醫療及健康促進活動。

引進彰化醫院為健康長者進行「健康諮詢」，由敏惠醫專專業教師及志工學生為長者進行「健康促進」，並於社區由彰化醫院結合二水鄉公所設置老人日照中心；將健康及醫療資源引進社區，周延關照長者，也促進醫療養老的持續發展。相比於傳統觀念依賴的「養兒防老」，選擇養老社區的居民，促使高齡者及家庭的需求獲得周延的安排，既提升長者生活，亦裨益家庭生活品質。

參、醫養合一的鹿草鄉社區健康促進活動

　　本諸將二水家政中心推展「長期照顧示範中心」的理念，中華民國社區發展協會結合敏惠醫專、中臺醫事科技大學及醫療團隊於二〇一七年元月二十二日，將這項「社區醫養結合」的宣導工作，於嘉義縣鹿草鄉後崛社區展開。鹿草鄉位於嘉義縣西南部，與朴子市、太保市、水上鄉、義竹鄉、臺南市後壁區接壤比鄰，人口數近一萬六千人。嘉義縣的嘉義縣青壯人口外流嚴重，老年人口比例不斷攀升，老年人口比例全國第一，在鹿草鄉、六腳鄉更是六十五歲長者超過百分之二十，長輩獨居或兩老相依的情形非常普遍，為落實福利社區化理念，透過社會工作、醫療護理、復建及文康休閒等複合式服務模式，讓長輩在社區內獲得妥善的照顧，進而達到延緩老化與疾病預防，以及老人成功老化理念。師生及醫療人員為長輩提供量體溫、血壓、健康體適能、健康講座、健康餐食及手工藝課程等服務。「關懷弱勢族群醫療照護需求」一直是參與的醫護學校不斷教育學生的核心價值，從偏遠地區的健康促進服務支援、特殊弱勢族群的照護服務發展……等，都是身為培育醫護人員積極參與的教育內涵。

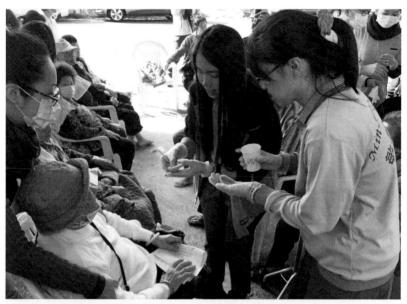

圖23-3　中華民國社區發展協會志願工作者為長者進行假牙牙套檢查及衛教。

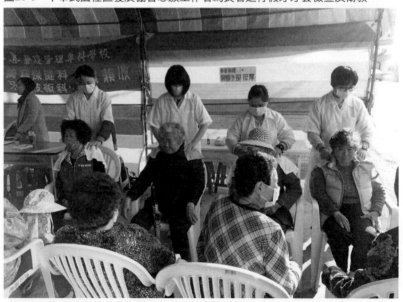

圖23-4　中臺醫事科大與敏惠醫專師生共同為長者進行按摩服務。

　　全球性的銀髮浪潮來臨，因應未來社會銀髮照護與科技發展的需求，讓「健康在地老化」的銀髮照護目標能夠得以實現。以更宏觀的思維與積極的態度來因應這全球發展趨勢，讓銀髮產業發展浪潮成為推動社會向上提升的助力。「社區長期照顧中心」採取「社區醫養結合」，鼓勵以社區照護、家庭安養為主，康復、醫療、教育服務等機能相配合。

肆、開創共好社區以促成安和樂利的生活

　　「醫養結合」的養老模式利用醫療機構的優勢醫療資源，實現了醫療、護理、養老、康復等一體化服務，既能滿足老年慢性病治療在大醫院，康復及護理階段在養老機構的構想，又在一定程度上緩解了當前醫院住院困難的窘狀。有鑑於我國高齡社會有以下特徵：第一，是人口老化趨勢位列世界前列。第二，是老年人口有慢性疾病化、逐步失能化的現象。第三，是家庭養老功能相當薄弱，養老相關服務嚴重不足。「醫養結合」是一種藉由健康促進延緩失能帶來的個人及家庭困擾，並且引進醫院資源對長者進行有病治病、無病療養，使醫療和養老相結合的社區安養模式，其優勢在於整合養老和醫療兩方面的資源，提供持續性的老人關懷及照顧服務。

　　推展「社區長期照顧示範中心」期盼社會重視預防保健政策的落實，特別是喚起民眾自我健康照護的意識，共同來營造健康的社區生活。這種注入「社區營造」精神，即有活化、再生或再造的意涵，同時強調如何增強民眾學習與掌握解決問題的能力，主導與控制自身生活。唯有社區住民的覺醒和付出行動，改變的能量才能夠

被儲存和累積,改變才成為可能。「以民眾之力,造民眾之福」,是未來推動社區健康營造重要的方向,這就是「社區醫養結合」的核心內涵與精神。

順應我國社會老齡化的趨勢和特點,政府採取措施推進醫療衛生和養老服務相結合。創造「醫養教合一」以應對高齡化社會,是落實「社區營造」的社區健康方向。同時強調如何增強民眾學習與掌握解決問題的能力,主導與控制自身生活。也就是說,經由社區民眾的覺醒和付出行動,改變的能量能夠被儲存和累積,改變才成為可能。「以民眾之力,造民眾之福」,是未來推動社區健康營造重要的方向,俗云:「靠山山倒,靠人人老,健康靠自己最好」,這就是「社區健康營造」的核心內涵與精神。從事社區健康營造工作,須考量社區屬性與居民生活條件的差異,創造出多樣且有趣味的活動,引導民眾認識社區健康議題,提高社區參與的能力,落實「健康是我們的權益,保健是我們的責任」的作為。

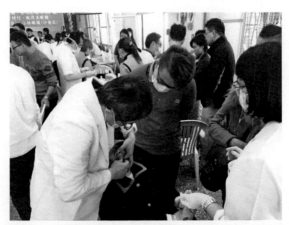

圖23-5　中臺醫事科大與敏惠醫專師生共同為長者進行假牙牙套檢查及衛教。

第四篇
推廣發揚

第二十四章
兩岸青年志工社區服務學習
——體驗社區關懷　參與創新服務

壹、緣起：「青年攜手」

　　青年作為時代的中堅、社會進步的動力及國家未來的棟梁，明日的社會奠基於今日的教育，今日的青年是明日社會的希望。是以，高等學府紛紛鼓勵師生走出教室、參與社會，以所學服務社區，回饋社會，進而使自己獲得成長，此即是目前世界高等教育最為重視的公民參與（Civic Engagement）以及學習服務（Service Learning）的具體實踐。

　　知識菁英是引領社會整體發展的中堅，兩岸關係影響深遠，加強臺灣與大陸青年間的交流與思維的溝通，有助奠定彼此良性交流的基礎。為使兩岸青年學子瞭解彼此，藉由志願服務的活動學習感恩惜福。培養大學生實踐動手能力和服務社會的意識。作為皖台友好學校的實踐大學、敏惠醫專與天津醫學高等專科學校、安徽合肥幼兒師範高等專科學校、安徽中醫藥大學、黃山學院、蚌埠醫學院，除已經在教育交流和師生互換等活動上開展了多項實質性的合作，並自二〇一一年起共建「兩岸青年農村社區服務」，期望通過此項活動進一步密切高等教育關係，更重要的是不斷增進兩岸青年學子間的瞭解，以建立友誼。

貳、特質：「兩岸同心」

　　本屆社區服務學習活動於二〇一五年七月一日至七月十一日，在臺南柳營、彰化二水、高雄內門等地舉辦。以提供參與的大學生們進入農村社區服務，共同參與學習成長。藉由認識兩地農村生活，開拓青年大學生的眼界，深入瞭解農村社區環境。透過青年服務和社區居民人的誠摯交流，達成社區服務的目標，並援引「小康計畫」的服務內涵，協助學童教育、社區發展，進而學以致用，充實服務能力。

　　大陸近年的發展目共睹，城鄉發展、農村建設厥為積極拓展的方向。深入認識臺灣社區農村的現況將會對大陸學子有更多、更大的觸動，深入農村社區會給青年朋友留下深刻的印象。本次活動使大陸學子親身體驗到臺灣農村發展的歷程與文化，藉由青年服務與交流瞭解彼此，培養出深厚的友誼。經由兩岸青年服務學習交流、文化與生活體驗、城鄉造訪等多元活動，培養兩岸青年互助、關懷、服務的品格，建立長期合作關係，喚起兩岸青年的

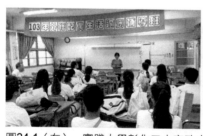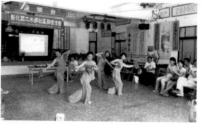

圖24-1（左）　實踐大學彰化二水家政中心羅素卿主任為兩岸農村社區志願服務隊解說小康計畫。
圖24-2（右）　兩岸農村社區志願服務隊於彰化二水合和社區展開文藝菡鄉活動。

使命感,共同推動服務參與,進而能關懷彼此,達成民族融合的理想。

參、體現:「社區建設」

　　社區建設激發民眾自動自發精神,以本身之人力、物力,自動推行。同時,社區發展工作是許多社會在工業化發展過程中,試圖以社區為最小單位作為社會進行生產與再生產的基地。在生產方面,除了以社區發展之名從事基層建設的整備之外,在制度設計上更透過家庭副業、客廳即工廠的推廣所。使社區所擁有的地緣、親緣關係被整合進入生產中,充分運用婦女、老人及幼童的勞動力,帶動家庭、社區及社會的發展。此外,近期所推展的「福利社區化,社區福利化」,社區是以自足的形式,滿足了生活的功能,並分擔起國家所承擔的福利、治安等任務。對社會而言,社區發展工作的建立,有助於解決社會發展中所衍生的問題。

　　「大陸新農村建設」及「臺灣農村再造」將為兩岸的交流與合作提供機遇,大陸有超過六億人口生活於農村,「國民經濟與社會發展第十二個五年計畫」重視「三農——農村、農民、農業」,而農村社區建設為體現「以人為本」的「民生建設」工作。爰此,「兩岸青年志工農村社區服務隊」期望農村社區在接受多元文化洗禮後,更具備「人文素養,社會關懷」的實踐能力。在大陸重視「三農建設」的過程中,臺灣的農村社區工作將可提供相互借鑑。第六屆的兩岸青年志工農村社區服務以「體驗人文關懷,參與社區服務」為活動主題。活動的內容包括:

表24-1：「兩岸青年農村社區服務」活動內容

活動項目	活動內容
生命教育	福智基金會觀功念恩的意義與實踐 佳里榮民之家視病如親的人文關懷
環保教育	永齡有機農場有機蔬果栽培示範 重溪社區健康酵素的製作與運用
兒童夏令營	敏惠醫護專校健康探索夏令營 二水家政中心兒童快樂夏令營
社區健康促進	天津醫高專中醫養生戲示範及宣導 徽劇相聲布袋戲傳統戲曲示範教唱

肆、發揮：「人文關懷」

　　兩岸血脈相連，文化一體，均為炎黃子孫，於承繼社會發展成就之餘，自當貢獻己力，參與民族振興、社會和諧、經濟發展、奉獻服務。值此全球化時代，所有人類的命運緊緊相繫，本項活動以陶養青年發揮「人文關懷」為宗旨，兩週的參與與學習活動達到成果：

　　一、促使兩岸的青年學子，瞭解彼此，進而藉此機會學習感恩惜福，奉獻服務，並期望其在接受多元文化洗禮後，更具備開闊視野。

　　二、促使青年志工的眼界得以開拓，情感得以交會，生命得以關注，以「發揮關懷，傳遞愛心。」達成民族交融目標。

　　三、促使兩岸皆朝向「社區建設小康社會」，體現社區建設的成果，讓兩岸攜手經濟更加發展、科教更加進步、文化更加繁榮、社會更加和諧、人民生活更加殷實。

　　隨著大陸在國際舞臺崛起，「硬實力」贏得世人矚目，臺灣宜發揮「軟實力」的優勢，兩岸合作辦學，朝向「攜手共濟，互利

共贏」。「思路決定出路，態度決定高度。」二十一世紀是一個知識經濟的世紀，也是一個全球化的時代。以今日社會觀察，能力足於寰宇，厥為把握「建設硬實力」、「發揮軟實力」及「善用巧實力」。臺灣「小康社會」所倡議的是社區居民在學習的作為中，發展出「造人──參與學習的提升」、「造景──生活環境的改善」、「造福──福利生活的增進」，帶動整個社會能永續發展。這項經驗應可以援引至大陸「全面建設小康社會」的發展，發揮保存、運用並創新的知識、精神、文化、歷史、地理的特色，進而使社區民眾開創美好的未來，發揮敦厚尚禮的文化之邦，以形塑和諧社會。

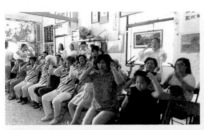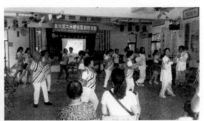

圖24-3（左）　兩岸農村社區志願服務隊於彰化社區展開健康促進活動。
圖24-4（右）　兩岸農村社區志願服務隊於彰化社區展開健康促進活動。

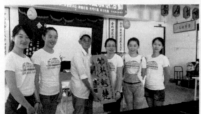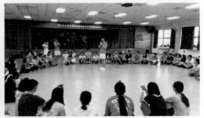

圖24-5（左）　社區書法名家代表社區致贈書軸感謝兩岸農村社區志願服務隊。
圖24-6（右）　兩岸農村社區志願服務隊於敏惠醫專展開兒童夏令營活動。

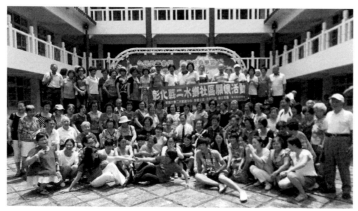

圖24-7　兩岸農村社區志願服務隊於彰化二水家政中心展開社區關懷
　　　　活動。

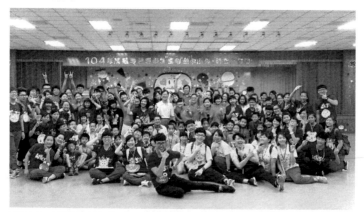

圖24-8　兩岸農村社區志願服務隊高校師生蒞臺展開兒童夏令營社區關
　　　　懷活動。

第二十五章
社區學院的理念、體現與理想

壹、緣起──安徽職教培訓

　　二〇一〇年九月實踐大學謝孟雄董事長受邀參訪安徽省教育界與程藝廳長一見如故，爰共同商議如何發揮彼此教育優勢及特色，以期精進教育文化交流，其中包括：皖臺共建「職業教育培訓中心」，以分享兩地職業教育的特色，積極朝向技職人才培育邁進。

　　二〇一三年十二月十日安徽省謝廣祥副省長專程蒞臺與謝孟雄董事長共同於實踐大學高雄城中校區為「職業教育培訓中心」舉行揭幕儀式，並舉行第一屆培育開訓典禮。同時每六個月自安徽組建

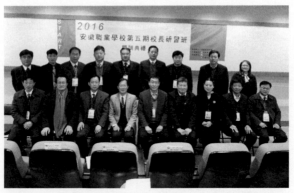

圖25-1　安徽職學校第五期校長研習班於實踐大學高學校區舉行開幕儀式。

「職業學校校長培訓團」蒞臺進行專業培訓，皖台職業教育的交流合作於焉展開。

第五屆培訓班於二〇一六年元月二十五日展開，適值大陸刻正推展「國民經濟和社會發展第十三個五年規劃綱要」，計畫從二〇一六年到二〇二〇年發展國民經濟的規劃，並以「全面建設小康社會」為目標。

同時，有鑑於大陸國務院發布「關於加快發展現代職業教育的決定」，明確了今後發展現代職業教育的政策措施，提出「到二〇二〇年，形成適應發展需求、產教深度融合、中職高職銜接、職業教育與普通教育相互溝通，體現終身教育理念，具有中國特色、世界水平的現代職業教育體系」的願景宏規。

爰此，二月一日由謝董事長為培訓班以「社區學院的理念與體現」為題進行專題講演。本文係以謝董事長演講內容為主軸，摘述其內容大要，以饗讀者。

貳、理念——美國經驗引介

社區教育（community education）是一個很有特色又具時代意義的革新教育理念。早在六十年代美國已經十分盛行，而且一直得到聯邦和各州政府及教育界的大力創導與支持。在美國社區學院發展最快，現在有近一千二百區域認可的社區學院，超過一千一百多萬學生。「社區學院」將教育和社區結合在一起，把教育和社會資源結合在一起。是一種社區學習的典範。除此之外，其補充高級中等教育的不足，甚至能替代大學前兩年的教育；更重要的是「社區學院」實現了許多民眾希望就讀高等教育的夢想。

　　美國社區學院是通識性教育學習，及準專業或只是職業、技能的培訓，所以兩年時間是適合的。它的入學資格不像大學那麼嚴格，一般是中學程度或有相關工作經驗便可，而且它可以照顧和給予許多所謂非正統的（non-traditional）學生進修和培訓機會，這些包括不同年齡、性別、學歷、社會背景、目的、興趣、學習能力而又有志要完成專業學習的人士。進修科目和課程安排較為多元化且進修的自由度也很大。除學生的通識教育之外，教學內容也是與社區有關，為整個社區的利益服務。這些職業訓練，覆蓋面極廣，從農業到工業、從家政到商業、從醫療部門到服務部門，無所不包，應有盡有，稱得上是職業技術教育的超級市場。

參、體現──專業對焦特色

　　現代社會由於政治和經濟結構的複雜化和多元化，加上人口和科技發展迅速，教育的任務主要著重專業技能和人才的培訓，以促進社會經濟發展和提高生產效能。因此，提高社會經濟效益，改善地區生活條件和人口素質，已成為現代教育的一個重要目標。

　　臺灣在一九七〇年代創造了經濟奇蹟，除了知名大企業以外，佔業界多數的中小企業主，更是功不可沒。他們大多接受技職教育，擁有一身紮實的技術，以優異的實作能力創造臺灣經濟奇蹟，「黑手變頭家」的傳奇到現在仍為人津津樂道。技職教育的理念在於提供不同於普通高中的專業技術教育，使學生擁有一技之長，畢業後立刻與業界接軌，培養專業人才提升國家競爭力。而在臺灣經濟起飛的七、八〇年代，便是仰賴著技職教育所培育出的人才，為臺灣經濟發展交出了亮眼的成績單。回首過往，技職教育對於促

進臺灣經濟、社會發展可謂厥功甚偉。但在這一波輝煌之後，臺灣的產業升級導致產業結構與人力需求改變，教育政策亦產生了變化。

自一九九四年以來，教育改革倡議「廣設高中、大學」成了教育主軸，高中、大學如雨後春筍般迅速擴張，技職教育逐漸被邊緣化。而臺灣長期以來「萬般皆下品，唯有讀書高」的社會氛圍，使多數年輕人不願意進入技職教育體系，技職院校淪為普通學校後的第二志願。技職教育走向升學為主的學術體系，但此舉並未使技職教育提升地位，反而淡化技職教育就業導向的功能，造成技職學校與業界連結性不足，師資也缺乏實務經驗，教學內容與社會發展有所落差，技職生不敷使用，必須在職場重新學習專業技術，引發技職教育定位模糊、學用落差的質疑聲浪。

為興革技職教育的學用落差，二〇一六年教育部推出「新世代高等教育發展藍圖」，鼓勵國內大專校院找出自己的定位與特色，讓各校自己選擇，並設定不同的指標做評比。在大學定位部分，鼓勵大專校院透過國際卓越特色、學習創新、科技創新、專業聚焦、區域創新整合等五類，找到自己的定位及特色。其中專科學校將結合「社區學院」、「終身教育」理念，朝向「專業聚焦」的方向努力。

以「專業聚焦」為定位的專科學校極為適合引進社區學院成為辦學特色，因為，專科學校易達成「就近入學，適性揚才」於教育和社群的關係特別著重，通常是設在社區中與該區有密切關係，發揮：技術職業教育、補救加強教育、通識博雅教育、多元整合教育以及終身教育的特色。將以往非正式的進修、推廣課程納入一般的正規教育體系當中。

肆、理想──落實終身教育

　　「社區學院」的理念亦成為中華民國社區發展協會的重視與落實，這源於該協會成立近五十年，以集結社會力量，推行社區發展，動員社區資源，滿足社區需要，加速社會經濟發展為宗旨。實踐大學謝孟雄董事長自九十九年接視理事長以來，特別著眼推展社區教育，用以提升社區建設成果。有鑑於社區學院的特點還在於它的地區性。從學校的設立、管理到課程編制、教學活動的展開，都與社區有著密不可分的聯繫。即：它是根據社區內居民的直接要求，教育內容編制以社區居民的需求為出發點，居民們直接參與教育內容的決定過程。

　　這項觀點正如同「中國近代平民教育學者」晏陽初於一九二〇年代致力於平民教育運動，他深感絕大多數的農民受教育程度太

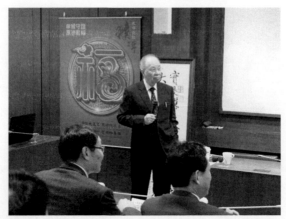

圖25-2　謝孟雄董事長以「社區學院模式的職業教育」為題為校長研習班舉行講座。

低，於是決心推動鄉村教育建設。選擇了河北定縣作為試驗區，帶領一批教授、學者、醫務人員進入農村，從認字開始幫助農民觸摸現代文明，號召「除文盲、做新民」為宗旨，以「民為邦本，本固邦寧」為核心，實施生計、文藝、衛生和公民「四大教育」，即：

以文藝教育攻愚，培養農民的知識力；

以生計教育攻窮，培養農民的生產力；

以衛生教育攻弱，培養農民的強健力；

用公民教育攻私，培養農民的團結力。

具備了這四種力，才可以算作「新民」，以達到「固本強國」的目的。

實踐大學創辦人謝東閔先生於主持臺灣省政建設時，亦本諸「社區學院」精神於故居捐贈實踐大學時，特別創設「家政推廣實驗中心」，以推展「小康計畫」，帶動我國的現代化發展，績效足資翹楚。當臺灣邁入了人口老化的高齡化社會。生活周遭的年長者越來越多，家政推廣實驗中心將服務焦點聚集於高齡長者的「健康促進學院」，發揮「社區學院」精神，結合在地化的人力、學習資源取用，吸引著來自於二水、田中、社頭、和美、田尾、秀水等鄉鎮，高達一千餘位長者達到終身學習與教育的目標，不僅是滿足了高齡化社會的需求，成為高齡社區教育的典範。

結語

美國教育學者杜威（Dewey）在「實用主義教育」強調，學校與教育工作者的道德和責任源係於社群，脫離社群的學習和生活，是無目標和無意義的教育。隨著知識經濟的發展，傳統的升學教

育、應試教育已不能完全適應社會與經濟發展，全面的素質教育與終身教育成為社會現代化所追求的目標，這將是「社區學院」的傳承與永續。

教育是國家和社會的百年基業，社區學院以開放多元化教育去推動社區文化和經濟發展，可以相信，這樣的社區學院會在知識經濟倡議終身教育的年代，將可從容發揮其獨特的教育、經濟和文化效能。

第二十六章　自立支援的長照新模式

壹、長期照顧的新模式

　　自立支援由日本國際醫療福祉大學竹內孝仁教授提出，致力於失智症研究、發表、演講活動及著作，不但建立理論並具體實踐，四十年來從未間斷。倡議「自立支援照顧作為」，提倡「失智症照護的基本為水分、營養、排便、運動」理論而知名。推動「自立支援」實踐三不（不包尿布、不臥床、不約束），協助長輩維持自己的健康，避免失能；服務提供單位需注意長輩自立生活。如此不僅可以維持長者日常生活的獨立、延緩失能並能替社會減少照顧上成本的支出。打破一般養老院的約束，引進自立支援照顧，重啟老人家的自理能力，打造一間沒有束縛充滿溫暖陪伴的養老院。

　　隨著科技進步、醫藥發達，出生率及死亡率逐年降低，臺灣老年人口的比例正大幅增加，失智人口數逐年攀升，失能者的臥床時間也不見改善，消耗大量的醫療及社會資源，高齡化社會已然成為重大議題，所產生的現象與問題也逐漸浮現。自立支援的倡議著眼於「讓一個長輩在年輕時繼續保持健康，當他失能了，需要被照顧的時候，有機會還是可以再提升能力，盡量過著他想要的生活。就算他能力繼續滑落，也希望他還有一些選擇性，而不是完全都被別人支配。」在日本推動「自立支援照顧模式」，使原本臥床、關節都已攣縮的長者，經過三個月，已經可以自己推著助步車去逛超市。這套模式才能夠真正讓長者與照顧者創造雙贏，這就是照顧新

浪潮，亦被稱為「照顧革命」。

根據竹內孝仁四十年來的研究，缺乏水分會影響人體散熱、循環功能、運動機能低下，並會出現意識障礙及幻覺，而營養不良則會使得失智症狀更加明顯，便秘則會造成情緒緊張焦躁，因此建議照護者可從補充患者每天喝水一千五百毫升以上、營養每天攝取一千五百大卡、保持排便順暢及每天步行運動訓練著手，症狀可獲得改善。

貳、日本推動成效顯著

一個高齡的社會，過去很多養護機構，被形容成有去無回的「老人墳墓」。一張挨著一張的床上，躺著的都是完全失去自理能力的老人，有的手腳還被約束帶綁在床緣的欄杆上，老人家臉上充滿著恐懼。然而，做決定送去機構的家人也是充滿著無奈。家屬及子女皆無法期待「幼有所長，壯有所用，老有所安」的社會圖像。

竹內教授自二〇〇四年度起，擔任日本全國老人福利機構協議會每年為機構照護第一線工作人員舉辦的「提升照護力講習會」，標榜的是：「零約束」、「零尿布」、「零臥床」照護模式，強調「照顧」是支持一個人，繼續過著本來生活的一項服務。以「零尿布」為例，必須追本溯源，過去的迷思是認為，失禁與排便困難是正常老化。其實源頭是老人每天吸收的水分、熱量、運動量、膳食纖維都不足。因此每天開始確認老人都要能吸收到一千五百C.C.的水分、一千五百卡的熱量，並且提供足夠的膳食纖維與運動量，才能重新喚起老人的尿感與便感，並且減少對於「軟便劑」的倚賴。

　　藥物一定會有副作用，過去老人便祕，得到的「處方」就是軟便劑，經常服用的結果是，括約肌鬆弛。括約肌是核心肌群的一環，核心肌群如果提早退化，腰桿就挺不直，腳也不容易抬起來，甚至連髖關節都會受到影響。一顆小小的軟便劑，會造成老人家更衰弱的連環效應。只有讓老人不再長時間臥床，有足夠的運動量，與足夠的營養，再加上定時給水，定時提醒排泄，才能逐步協助老人拆掉尿布。只有讓老人體會到，改善照顧自己的能力，才能改善生活品質，老人家才有動起來的希望。「自立支援照顧模式」不是神奇的回春模式，它只是讓原本不應該衰弱得太快的長者，恢復到正常的老化進度。截至目前，推展至近千家機構，其內容兼顧理論與實踐，獲得廣大認同並實踐。

參、培育長照青年子弟

　　為了培育青年學子參與長期照護的專業學習，敏惠醫專本於培育「健康促進，醫療照護」專業人才的宗旨，於二〇一七年開辦「長期照顧暨健康促進管理學科」，以培育具「人文關懷，專業前瞻，國際視野」的優秀學子。積極選送教師團隊赴日本進行臨床學習，並邀請日本實務專家蒞校指導，「自立支援照顧模式」便是其中重要的課題。

　　「自立支援」，這個長照理論與技術主張不包尿布、不臥床、不約束，協助長輩提升自主生活能力，減輕照顧負擔。「自立支援」是日本介護保險的核心精神，強調所有國人都必須維持自己健康、避免失能，並要求所有服務提供單位要盡可能讓長者能自立生活。

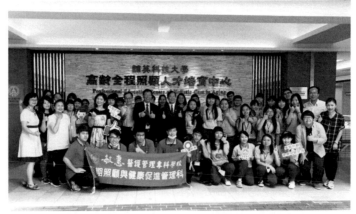

圖26-1　敏惠醫專本於培育「健康促進，醫療照護」專業人才的宗旨，
　　　　於二○一七年開辦「長期照顧暨健康促進管理學科」。

　　參與自立支援的學員接受體驗營後，都包上尿布、綁在床上，
或是綁在輪椅上，被推到角落無人聞問。震撼教育結束，學員們終
於流下淚說出：

　　「參加了自立支援的活動，其中體驗了吞嚥餵食的課程，令人
印象深刻，真的體會到，老人家被綑綁、被要求在尿布上便溺的心
酸……

　　第一次，所有人被蒙著眼，眼前一片黑暗，不知道同學要給你
吃什麼，她引導我嘴巴張開，由下往上的餵食，並跟我說不疾不徐
地慢慢咀嚼，慢慢咀嚼品味著，原來是一杯布丁！一邊問我好不好
吃，這樣可以嗎，讓我就算看不到但不再感到害怕。

　　第二次，依然是蒙著眼，但她不但什麼都沒跟我說，在我還
沒吃完一口就拼命塞進我的口中，那種感受真的很不舒服，何況是
照顧者站立著餵你，頭一直向後仰找到最適合的角度，當我的氣管
和食道壓迫在一起，都覺得我差點噎死了，都還沒細細品嚐出是什

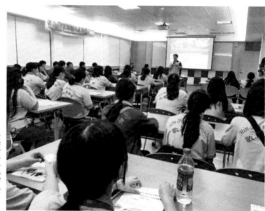

圖26-2　充分的進行日常生活活動的照顧，確保解決長者大多數日常生活活動功能的實際問題，提升長者的生活品質。

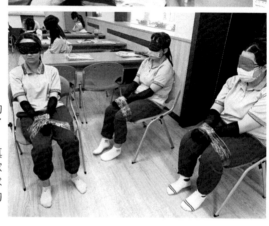

圖26-3　參加了自立支援的活動，其中體驗了吞嚥餵食的課程，令人印象深刻，真的體會到，老人家被綑綁、被要求在尿布上便溺的心酸。

麼食物，感受食物的美味，粗魯的動作，使我的嘴巴四周都沾滿食物，用湯匙刮嘴邊，是多麼不舒服的，又不願跟我講任何話，是多麼無助與無奈……我想機構的長輩也是這樣被對待的吧！

　　他們都要被如此的對待遭遇，他們除了接受，還能怎樣……他們只是無法說話，他們只是無法反抗，但心裡真的願意的嗎？

　　但我們不是專業人員嗎？我們是要站在他們的角度同理他們，而不是為了吃午餐的時間、趕方便作業，就如此不人道。

當體驗過此活動，就會知道「己所不欲，勿施於人」，他們是好不容易走到這把歲數，最後一哩路，是走得如此沒尊嚴。」

肆、追求長者尊嚴生活

臺灣即將在二〇二五年進入超高齡化社會，未來平均每五位國民，就有一名六十五歲的老年人。根據國健署二〇一八年公布的調查報告，世界各國平均的失能年齡約在八十歲上下，平均失能需要被照顧的時間則約九年，佔了我們人生的八分之一。目前臺灣失能需要被照顧的人口約有六十萬，再過十年會達到八十萬，再過二十年，可能會突破一百萬。依照這種趨勢，缺乏照顧人力、龐大的長照花費、長期的精神壓力，這是社會將來一定會面對的問題。

為提升臺灣老人照顧品質的嘗試，「自立支援照顧模式」簡單又實用，長者獲益良多。逐步落實自立支援的實施，以「照顧」為主思維，支援沐浴、飲食、入廁等生活行為。透過日常生活盡可能協助長者維持或恢復身體機能。提升「飲食」「喝水」「運動」「排便」四大基本照顧，進行照顧、醫護、營養、社工、家屬參與等跨專業團隊合作，修正生活照顧計畫落實自立支援原則。

以前的觀念認為，長輩需要協助的時候，晚輩就必須服侍他，幫忙做好所有的事，這是為人子女應該盡孝的方式。殊不知這個模式，反而會讓老人家的生活、行動能力一步一步下滑。重新定義「照顧」這件事。長輩能做的事，就讓他自己做，維持他的自主能力，盡量住在熟悉的地方，如果老人家行動不方便，那就稍微改變硬體設備，盡可能支持長輩繼續原本的生活。而不是年紀越大，什

麼都不可以，完全抹煞長輩過去的生活習慣，過著全然不熟悉的照顧模式。維持健康生活，是老年人生的關鍵。

「自立支援照顧模式」光是改變照服員的觀念還不夠，還要能改變長者，讓老人家也有接受新模式的動機。雖然很多來到養護機構的老人是萬念俱灰，但只要是認知能力還正常的，沒有一個老人想臥床讓人把屎把尿，或是讓人脫光光伺候著洗澡，因為失去了做人的尊嚴。

藉由支援性協助，協助長者在生活功能的自立；充分的進行日常生活活動的照顧，確保解決長者大多數日常生活活動功能的實際問題，提升長者的生活品質。

即使在要人照顧的狀態，盡可能鼓勵、協助長者自己在可以做的範圍內，以讓長者過他想要過的生活，快樂的過生活。維護高齡生活的品質與尊嚴，以及訂定健全的社會福利和健康政策已刻不容緩，以期改善傳統照顧模式下產生的疑難雜症，讓長輩得以老有所安。

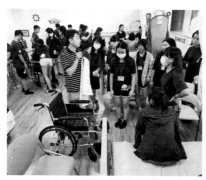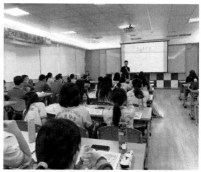

圖26-4（左）　藉由支援性協助，協助長者在生活功能的自立。
圖26-5（右）　推動自立支援照護，達成「零尿布」目標有二個照護上的特徵，一是每天攝取足夠的水分，一是運動訓練。

第二十七章　長照人才品管制度的推展

壹、看見長照

　　臺灣邁入高齡社會，健康壽命與預期壽命的落差，使長照工作的推動日形迫切，照服員、照管師和專業人才需求也將快速攀升。衛生福利部統計，目前全台有四萬多名照服員，從二〇一七年至今人數已成長百分之四十二，但仍有人力不足的問題。因為專業人力不足，政府推出的部分長照項目成了「看得到、得不到」，與其申請居家服務，聘僱外籍看護工還更方便。

　　預估二〇二五年，臺灣每五人將有一位是老人！老人照護相關產業，已確定是未來新顯學。因應高齡社會崛起的各種銀髮族生活服務和醫療照顧需求，國內各級學校也觀察到專業人力需求將大增，開始培育相關人才。全台與長照相關的大專院校，整合居家、社區、醫療機構等資源，從健康時期的預防準備，到失能階段的長期照顧，融合「健康促進、預防失能、長期照顧」概念，以推動多元銀髮族福利措施，每年訓練超過五千名專業長照人才，但學生畢業後只有不到三成投入長照領域職場，對長照需求有杯水車薪之嘆。

　　隨著臺灣步入高齡社會，長照議題日漸被重視、民眾的長照需求亦不斷成長。二〇一九年十二月十四日在彰化成立的「臺灣長照人才品管學會」以照顧服務員權益為主，將推動照服員訓練制度化、證照化。因為專業人員需要的是職涯，需要清楚未來的升遷與工作目標。和其他類型的國家考試相比，考取照服員證照並不算特

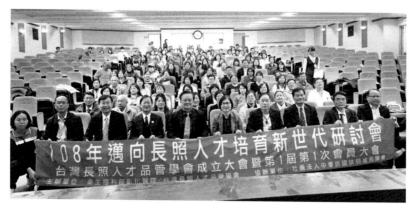

圖27-1　長照人才品管學會結合醫界、教育、實務領域攜手努力提升長照品質。

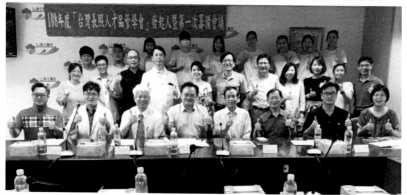

圖27-2　長照人才品管學會將建置長照人才分級培育制度，精進長照人才。

別困難，但怎麼還會導致現今照服人員嚴重缺乏的窘況？原因不難推敲，難在如何「留住人」。長照體系難以留人，最大關鍵在於「薪資低迷」以及「沒有願景」等原因。是以，學會結合醫護界、實務領域及專業學校的有識之士，積極倡議將長照人才能力分級以提升品質，希望有助於照服員變成有前景、有價值的工作。

　　在少子化、人口老化下，引起對銀髮族照顧及個人健康管理的重視，未來健康與醫療產業發展的新趨勢，對培育兼具智慧技術

及照顧服務技能的人才需求殷切。然而，長照的人才缺乏，眾所周知，因為他們被規劃為人力而非人才。借鑑超商有許多年輕人投入，但雜貨店卻日漸式微，規模經濟與人才發展製造出兩者間的差異。人才需要的是舞臺與未來，不是單純的薪資保障。現行民間單位組織培訓照服員，目前只要學科與實習受訓共九十小時，就能拿到結業證書服務，但各家培訓方式與規定有差異，加上年齡、學歷限制不高，實務表現狀況不一。

長照仍面臨照管人力不足、服務設施分布不均等問題，長照服務本身就是這個產業的核心，而所謂的產品除了有技術創新之外，更重要的是貼近市場與使用者，也就是所有服務必須契合使用者的需求來思考。目前照護服務員培訓與考照制度仍不完備，現行證照沒有分級，阻礙專業的深化。人才需要培育、養成、職涯規劃，而非單純的保障。爰此，「臺灣長照人才品管學會」倡議照護服務員證照宜採分級制，此外應建立國家醫事人員級別考試，就是要建構一個「優質、平價、普及」的長照服務體系，減輕家屬的照顧負擔，提升長者生活品質，落實在地安養和在地老化。

貳、長照看見

依現行最基層的照顧服務員為例，取得專業服務的資格，只要年滿十六歲、完成包含核心課程與實習共九十小時訓練時數，或就讀高中、大學的長期照護相關科系後，都可接受由勞動部所主辦的國家證照考試。一旦通過照服員考試、取得證照，照服員便可選擇到個案家庭、醫院、機構執業。雖資格條件並非嚴苛，然而，就專業領域卻存在著「人力問題沒有解決，就算有房舍、有經費，仍難

於施展。」若只是政策宣示增加服務，卻少了最基本的服務人力，那規劃得再好的政策，恐怕也將淪為空談。過去一般民眾對照服員認知大都是年紀偏大，找不到其他工作，社會地位與薪資都不高的人才從事的職業。

　　長照人力不足與勞動條件有關，政策必須納入勞工權益的思維，不應只圖廉價替代人力。為鼓勵青年加入長照，年輕學生從尊重長輩開始，體認長輩身體上的不方便以及渴望陪伴的需要。透過合約機構，保障照顧服務員的薪資，同時也優化人員的培訓，透過照管員的帶領，讓一線人員的養成更迅速同時接地氣，更應該思考加設照顧管理師或其他證照，拉高專業地位，更透過行銷、舉辦活動，讓民眾了解照服員的辛勞，提升照服員的職業尊榮感。

　　除了透過提高給付來增加照服員的薪資，也在職涯規劃上設計了升遷制度，一定年資的照服員可成為居服督導員，甚至在五至七年後，憑著工作經驗，可以取得開設長照機構的資格，鼓勵資深居家照服員升任管理階層為居家督導員或創業成為「照老闆」，提供職涯願景吸引年輕人投入長照產業。

參、專業分級

　　長照二.〇國家政策上路，長照人才需求增加，以照顧服務員需求最大。長照服務法已於二〇一五年公布，該法規範：長照服務人員為需經所定之訓練、認證，領有證明得提供長照服務之人員。爰此，衛福部頒布「長照服務人員訓練認證繼續教育及登錄辦法」等規範，但目前照顧服務員養成過程不一，素質被詬病的雜音不斷。

「一般人會把長期照顧和醫療混淆，但長照關懷的是長者的日常生活。」舉凡生活中的食衣住行，長者都有被服務的需要，凸顯出老年照顧的人力需求比想像中還要大。現有的照服員證照只有單一級，應增設進階證照。有他們的專業，能讓長者活得更健康快樂！

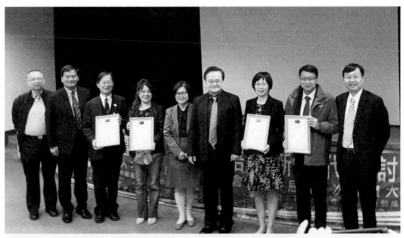

圖27-3　長照人才品管學會倡議培育全方位、多功能的專業人才。

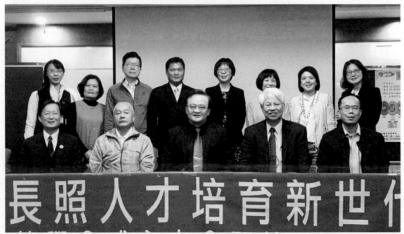

圖27-4　長照人才品管學會經由研討會結合相關專業共識，引導長照精進。

有鑑於專業深化以應社會需求，「臺灣長照人才品管學會」建置主要的職司為：

一、培育長期照護專業人才。

二、推展長照專業人才分級制度。

三、推動長照專業人才繼續教育。

四、建立長照人才供需媒合系統。

五、維護長照專業人才職場權益。

六、舉辦論壇促進專業人才交流。

七、發行長照人才培育期刊專書。

八、接受委辦理長照研究與服務。

九、辦理長期產業機構品質認證。

同時，衛福部、教育部、勞動部與考選部結合相關學校科系討論規劃長照人力的培育計畫，同時也邀集業者，包括長照機構及民間社團及人力銀行就市場面、人才培育面進行討論及交換意見，自科系的課程將重新設計。應居於職司合作開發長照專業職能基準，依據產業需求訂定規格，朝向開放多層級照服員技能檢定，考試院增設照管師國家考試，任職期間宜強化繼續教育。照服員是人才缺口很大的職業，應配合學校訓練單位，發展職能導向的課程及能力鑑定，讓機構建置職能模型及訓練地圖以招募人才，進而彌補人力缺口。

肆、跨域整合

目前臺灣長照人力近五萬人，長照服務對象將近八十萬人，人力明顯不足，因此有很大程度仰賴外籍看護，但多數照顧老人的

看護並沒有適當的訓練,難以達成照護的功能。事實上,欲留下人才,就必須有完整的訓練、合理的薪資與福利、良好的升遷管道、長期的願景以及社會對照顧服務者的尊重與認同。然而,由於社會對照護員的認同不足、薪資福利不佳,而加上政府提供的長照服務項目及時段僵化、缺乏彈性,致使從事這個行業的人數依然不足。

長照專業人才不只是照顧服務員,還有老人社工師、老人生活輔導員、活動企劃員、居服督導、甚至是老人福利機構管理者等。在長照體系中,擔任「照護者」角色的,還需要醫師、護理師、物理治療師、口腔保健員等等。因此專業人才在跨域課程將結合預防照護主題,包括肌力強化運動、生活功能重建訓練、社會參與、口腔保健、膳食營養與認知促進等,以整合方式提供預防及延緩失能照護服務。提高專業素質並實施能力分級,讓照服員感受到工作價值感,長照體系才能夠永續發展。為長照產業奠定永續發展的根基。

在進行長照之前,前端預防才是釜底抽薪之道,應該在這些人進入長照體系之前,想辦法透過活動參與、親友志工陪伴等,延緩他們的老化、減緩失能的速度,經由活躍老化,創造健康生活。才能達到長照所期待的「成功老化,在地安老」目標。

快速增加的高齡人口是我們社會脈動的壓力,到了二○二六年,臺灣六十五歲以上老年人口逼近五百萬人,龐大的人口將大量使用長照服務,政府實際上不可能以現在的制度來因應,長照體系不建立,將影響到我們的家庭、經濟力、國安議題。專業的創新思維可跳脫框架,兼顧專業發展要素的長照才是永續發展之道。

參考書目

1. 李鴻怡（2008）。中高齡成人自我導向學習、家庭支持與網路自我效能之關係研究（未出版之碩士論文）。臺北市：國立臺灣科技大學。

2. 林生傳（2007）。個別差異與教育適應。在林生傳編著，教育心理學，頁307-319。臺北：五南。

3. 林進材（2005）。教學原理。臺北：五南。

4. 林麗惠（2006）。臺灣高齡習者成功老化之研究。人口學刊，33，頁133-170。

5. 洪惠鈴（2004）。高齡休閒教育課程內容規劃之檢討：以高雄市立長青學苑為例。在中華民國成人及終身教育學會編著，高齡社會與高齡教育。臺北：師大書苑。

6. 莊秀美（2008）。長期照護機構式服務變遷發展之研究。臺北：松慧。

7. 曾揚容（2004）。老人社會大學高齡學習者學習型態及其相關因素之研究（未出版之碩士論文）。臺北市：國立臺灣師範大學。

8. 胡夢鯨（2012）。高齡學習活動設計。載於國立中正大學成人及繼續教育學系（主編），教育部樂齡教育專業人員進階培訓教材（頁25-30）。臺北市：教育部。

9. 教育部（2006）。邁向高齡社會——老人教育政策白皮書。臺北市：教育部。

10. 張菀珍（2009）。高齡者的靈性學習。在中華民國及終教育學會編著，高齡學習與高等教育，頁185-204。臺北：師大書苑。

11. 張鐸嚴（2007）。談高齡者終身學習的重要性及機制建構原則。臺北市終身學習網通訊，38，頁17-22。

12. 陳淑珍（2007）。高齡教育學術研究趨向之探討：1990-2007國內碩博士論文分析。未出版之，國立中正大學　成人及繼續教育所。

13. 陳冠廷（2013）。翻轉教學趨勢-科技與教育的雲端交鋒。研習論壇，155，11-22。

14. 陳姿伶（2013）。促進有效成人學習的學習設計思維。T&D飛訊，161，1-21。

15. 舒昌榮（2008）。由積極老化觀點論我國因應高齡社會的主要策略——從「人口政策白皮書」談起。社區發展季刊，122，頁212-235。

16. 黃政傑、張嘉育（2010）。讓學生成功學習：適性課程與教學之理念與策略。課程與教學季刊，13（3），頁1-22。

17. 黃富順（2007）。各國高齡教育。臺北：五南。

18. 梁藝陵（2010）。機構老人家庭功能、寂寞感與憂鬱程度關係之研究（未出版之碩士論文）。國立高雄師範大學輔導諮商研究所，高雄市。

19. 楊國德（2008）。保障高齡者的終身學習權。臺灣教育，649，頁11-17。

20. 蔡明昌，顏蒨榕（2006）。老人生死教育教育學之研究。生死學研究，頁129-174。

21. Anderson, L. W. (1979). Adaptive education. Educational Leadership. 37(2), 140.

22. Gardner, H. (1999), Intelligence reframed: Multiple intelligences for the 21st century., N.Y.: Basic Books.

23. Keller, J. M. (1987), Development and use of the arcs model of instructional design, Journal Of Instructional Development, 10(3), 2-10.

社會科學類　PF0285　長照關懷系列04

社區長照・社會共照
——長照2.0在二水的實踐

作　　者 / 葉至誠
責任編輯 / 姚芳慈
圖文排版 / 楊家齊
封面設計 / 劉肇昇

發 行 人 / 宋政坤
法律顧問 / 毛國樑　律師
出版發行 / 秀威資訊科技股份有限公司
　　　　　114台北市內湖區瑞光路76巷65號1樓
　　　　　電話：+886-2-2796-3638　傳真：+886-2-2796-1377
　　　　　http://www.showwe.com.tw
劃撥帳號 / 19563868　戶名：秀威資訊科技股份有限公司
　　　　　讀者服務信箱：service@showwe.com.tw
展售門市 / 國家書店（松江門市）
　　　　　104台北市中山區松江路209號1樓
　　　　　電話：+886-2-2518-0207　傳真：+886-2-2518-0778
網路訂購 / 秀威網路書店：https://store.showwe.tw
　　　　　國家網路書店：https://www.govbooks.com.tw

2020年11月　BOD一版
定價：280元

國家圖書館出版品預行編目

社區長照.社會共照:長照2.0在二水的實踐 / 葉
至誠著. -- 一版. -- 臺北市:秀威資訊科技,
2020.11
　　　面;　　公分. -- (社會科學類;PF0285)(長照
關懷系列;4)
　　BOD版
　　ISBN 978-986-326-859-8(平裝)

　1.社區式照護服務　2.長期照護

419.711　　　　　　　　　　　　　109015265

讀者回函卡

感謝您購買本書,為提升服務品質,請填妥以下資料,將讀者回函卡直接寄回或傳真本公司,收到您的寶貴意見後,我們會收藏記錄及檢討,謝謝!如您需要了解本公司最新出版書目、購書優惠或企劃活動,歡迎您上網查詢或下載相關資料:http:// www.showwe.com.tw

您購買的書名:＿＿＿＿＿＿＿＿＿＿＿＿＿＿＿＿＿＿＿＿＿＿＿＿

出生日期:＿＿＿＿年＿＿＿＿月＿＿＿＿日

學歷:□高中 (含) 以下　　□大專　　　□研究所 (含) 以上

職業:□製造業　□金融業　□資訊業　□軍警　□傳播業　□自由業
　　　□服務業　□公務員　□教職　　□學生　□家管　　□其它＿＿＿

購書地點:□網路書店　□實體書店　□書展　□郵購　□贈閱　□其他

您從何得知本書的消息?

　□網路書店　□實體書店　□網路搜尋　□電子報　□書訊　□雜誌

　□傳播媒體　□親友推薦　□網站推薦　□部落格　□其他＿＿＿＿＿

您對本書的評價:(請填代號　1.非常滿意　2.滿意　3.尚可　4.再改進)

　封面設計＿＿＿　版面編排＿＿＿　內容＿＿＿　文/譯筆＿＿＿　價格＿＿＿

讀完書後您覺得:

　□很有收穫　□有收穫　□收穫不多　□沒收穫

對我們的建議:＿＿＿＿＿＿＿＿＿＿＿＿＿＿＿＿＿＿＿＿＿＿＿

11466
台北市內湖區瑞光路 76 巷 65 號 1 樓

秀威資訊科技股份有限公司　　　收

BOD 數位出版事業部

....

（請沿線對折寄回，謝謝！）

姓　　名：＿＿＿＿＿＿＿＿＿　年齡：＿＿＿＿＿　性別：□女　□男

郵遞區號：□□□□□

地　　址：＿＿＿＿＿＿＿＿＿＿＿＿＿＿＿＿＿＿＿＿＿＿

聯絡電話：(日) ＿＿＿＿＿＿＿＿＿＿　(夜) ＿＿＿＿＿＿＿＿＿＿＿

E-mail：＿＿＿＿＿＿＿＿＿＿＿＿＿＿＿＿＿＿＿＿＿＿